こどもの摂食障害

エビデンスにもとづくアプローチ

稲沼邦夫 著
Inanuma Kunio

ANOREXIA NERVOSA IN CHILDREN

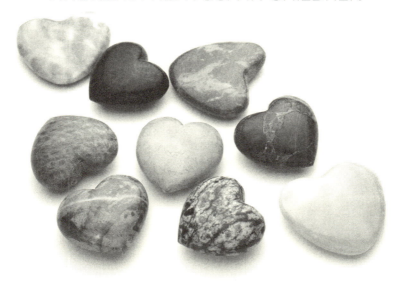

金剛出版

はじめに

　本書は，こどもの摂食障害について筆者が臨床経験から得てきた実際的な知見をまとめたものである。

　筆者はこれまで 40 数年間，臨床心理士として主に小児科領域の医療機関で摂食障害とかかわってきた。摂食障害の患児たちと出会ったはじめの頃は，それまで主流とされてきた学説に従ってやっていた。例えば発症については，乳幼児期に母性が欠如（愛情不足）した母親のもとに育ち，母親に対する基本的信頼が不十分で甘えが満たされないまま早期に自立を強いられる結果，自我の発達が未成熟状態となり，そこに思春期のストレスが加わると発症するという説，また母子関係の障害から女性に対して嫌悪感をもつようになり，大人になりたくないという「成熟拒否」の心性が芽生え，その現れとして食べなくなり発症するという説，また患児たちは競争社会のなかでさまざまな社会的ストレスに曝されており，そのストレスに対する反応として発症するという説など心理的要因が重視され治療との絡みで論じられてきた。なかでも「成熟拒否」については，かつてほとんど定説に近い形で言われていた。ストレスなど心理的要因によって発症するという見方は今でも主流とみられ，治療はその要因に向けられることが多い。

　筆者もはじめは発症についてそうした心理的要因を念頭

に，来院する患児や家族に対してストレスとなっていそうな心理的背景を探りながら心理カウンセリングなどでアプローチを試みていた。できるだけ患児や家族に寄り添い受容的態度に徹することを基本スタンスとし，嫌がる摂食を無理に勧めることもなかった。しかしこうしたアプローチで症状が改善し回復に至った例はほとんどなく，続けるなかで納得感のなさが膨らんでいった。心理的ストレスや母親の「愛情不足」があったとして，それらが具体的にどのようなメカニズムで摂食障害を引き起こすのか，引き起こすとすればそのエビデンスはなにか？　と具体性を求めるほど疑問だらけだった。最近になって摂食障害は社会文化的要因，心理的要因，生物学的要因が相互に関連しあって発症すると言われるようになったが，その具体的メカニズムとなるとやはり明らかではない。

　筆者はそうした疑問を背景に，発症の経過や契機，性格傾向，体重と症状との関連などについてできるだけ事実にもとづいて検討し，それぞれ得られた結果を専門学会で報告し原著論文等で公表してきた。本書はそうした一連の報告内容を整理したものである。

　摂食障害には基本的に拒食症と過食症があるが，筆者の臨床経験ではこどもの場合ほとんどが拒食症で，明らかに過食症と言えそうな例には出会わなかった。したがって本書の内容は拒食症が中心となる。拒食症には後述するように例えば吐くことが怖くて食べられなくなる例もあるが，代表例はやはり太ることが怖くて（いわゆる肥満恐怖）食べられなくなるタイプの神経性無食欲症（Anorexia Nervosa；以後 AN

とする）である。本書ではこの AN を中心に述べてみたい。まず第Ⅰ部で AN の典型例を提示した後，発症経過や発症契機，発症前の性格傾向，低栄養状態がもたらす問題，体重と症状との関連，回復過程における問題などについてこれまでで得られた臨床的事実を提示し，第Ⅱ部でそこから考えられる病因や発症のメカニズム，具体的な治療的アプローチ，そのほか重要と思われることについてエビデンスをもとに述べてみる。そしてそのうえで AN 以外の拒食症について具体例を提示し，AN の古典例と合わせて，拒食症全体に共通する特徴や発症のメカニズムについて私見を述べてみたい。そして最後に，これは未公表であるが，AN の病因が心理的ストレス因であるといわれてきた経緯について触れ，また従来から指摘されてきた AN の精神病理についても拙論を述べてみたい。なお，登場する症例は事実にもとづくフィクションで，随所に出てくる患児や家族の言動はすべて事実を損なわない程度に変えてある。また「　」内は患児の，[　]内は家族の言動である。

はじめに　　5

目次

はじめに ———— 3

第Ⅰ部 摂食障害の代表例, 神経性無食欲症（AN）の臨床的事実

本書における摂食障害の診断基準 ———— 11

神経性無食欲症（AN）の典型例 ———— 14

事実1 発症経過 ———— 18

事実2 発症契機 ———— 34

事実3 発症前の性格傾向 ———— 38

事実4 男子例 ———— 42

事実5 低体重, 低栄養状態が心身にもたらす深刻な弊害 ———— 46

事実6 経過中にみられる「せわしさ」, 過活動 ———— 51

事実7 体重が回復すると症状は改善する ———— 55

事実8 体重はスムーズに増えるわけではない ———— 72

事実9 体重が回復していく過程で発現する過食行動 ———— 75

第Ⅱ部 神経性無食欲症(AN)の臨床的事実を踏まえて

1 臨床的事実としての発症経過，発症契機，発症前の性格傾向が意味するもの —— 85

2 エビデンスにもとづく治療的アプローチ —— 91

3 痩せ願望以外の動機によって発症する摂食障害 —— 109

4 古典とされる AN の古い報告例も痩せ願望だったのか？—— 115

5 古典例や痩せ願望以外による摂食障害
  —— そして AN に共通するもの —— 120

6 AN は心理的ストレスなど心理的環境要因が原因なのか？—— 127

7 従来指摘されてきた精神病理をどうみるか —— 132

8 ニビデンス的事項のまとめ —— 140

あとがき —— 145

参考・引用文献 —— 147

第I部

●

摂食障害の代表例，
神経性無食欲症(AN)の臨床的事実

本書における摂食障害の診断基準

　はじめに本書における摂食障害の診断基準について触れておきたい。筆者はこれまでずっとアメリカ精神医学会（American Psychiatric Association：APA）による『Diagnostic and Statistical Manual of Mental Disorders, Fourth Edition（DSM-Ⅳ）』（高橋三郎，大野裕，染谷俊幸訳『精神疾患の診断・統計マニュアル第4版』，医学書院，1995）すなわちDSM-Ⅳの診断基準にもとづいて検討してきた。この診断基準は2013年に第5版（DSM-5）に改訂されたが，以上の理由から本書ではDSM-Ⅳに従って論じていくことをあらかじめお断りしておきたい。

　さて本書で中心となる神経性無食欲症（AN：Anorexia Nervosa）の診断基準について述べたい。詳細は原書または訳出本を参照していただきたいが，内容は，A：体重減少に関すること，B：肥満恐怖がみられること，C：感じ方の歪みなど感じ方に関すること，D：無月経であることの4項目で，これに制限型かむちゃ食い排出型かという病型の特定が加わる。

　基準Aは，この病気の身体面での最大の特徴である痩せ状態についてであり，具体的には期待される体重の85％以

下の体重減少が続き，またその体重を正常範囲内の最低限ですら増やすことに強い抵抗を示すという内容である。期待される体重とは年齢や身長に対する標準的な体重すなわち標準体重であり，とくに本邦におけるこどもの場合は日本小児内分泌学会のホームページで，性別，年齢別，身長別で公表されている。標準からどのくらい痩せているか太っているかは，（実測体重−標準体重）÷標準体重×100で求めることができ，マイナスで出てくる数値が大きいほど痩せていることになる。また体格指数であるボディマス指数いわゆるBMI値（体重kg÷身長m^2）も参考となる。

　基準Bの「肥満恐怖」は心理面での最大級の症状で，体重が増えることへの強い恐怖がみられることを指す。すなわちこの恐怖で食べられなくなるわけである。

　基準Cの感じ方に関することは，ひとつには自身の体型や体重に対する感じ方の歪みを指し，ボディイメージの障害ともいわれてきた。ガリガリに痩せているにもかかわらず鏡を見ると太っている気がしてならないとか体重計にのっても低体重であるとは思えないといった感覚を指す。もうひとつは自分自身に対する自己評価が体重や体型によって大きく影響されることである。つまり体重が減って痩せれば自己コントロールの成果として自己評価は高くなり，逆に増えて太ればコントロールの失敗として評価が低くなるなどである。あとこのように病的状態でありながら本人は深刻に受け止めてなく病気とは思っていない状態，つまり病識が欠如した状態も含まれる。「自分は病気ではない」と言い張って病院に行きたがらないとか，なんとか受診にこぎ着けても治療を拒否

するなどである。

　基準 D の無月経状態は，かなり以前からこの病気の特徴として指摘されてきた。女性の罹患率が多かったためとみられるが，従来から数は少ないものの男性例も報告（例：藤本ら，1976；高橋，2003 など）されてきて，現に筆者も典型例に近い男子例を少ないながらも経験してきた。この基準は最新の DSM-5 では削除された。

　また病型の特定とは，摂食制限など制限型のみか，過食と自己誘発嘔吐など排出行動を伴っているかどうかである。筆者の経験ではこどもの場合，制限型のみの場合がほとんどであった。この制限型にはランニングなど減量運動（過剰運動）によるエネルギー消費も含まれる。

　AN 以外の拒食症については DSM-Ⅳ の特定不能の摂食障害（Eating Disorder Not Otherwise Specific：EDNOS）の基準にもとづいた。これも詳しくは原本または訳出本を参照頂きたい。

神経性無食欲症（AN）の典型例

　ANの臨床的事実に入る前に，まずこどものANの典型的な症例をみていただきたい。この症例にはこれから述べる臨床的事実としての発症経過や発症契機，発症を引き起こす性格傾向，発症に伴う心身の弊害などが具体的に示されている。

　14歳の中学2年の女子。勉強の成績は学年トップクラス。1学期は学級委員を務めた。性格は真面目で頑張り屋，また几帳面なほうで傍目には優秀でしっかりした子と映っていた。母親によると小さいころからよく気がつきほとんど手がかからなく，ややぽっちゃりした感じの可愛い子だったという。父親，母親，妹，祖父，祖母と本人の6人暮らし。父親は仕事での不在が多かったが，両親仲はとくに問題なく，ごく普通の家庭で育った。中学2年になった4月の身体計測では身長155cm，体重51kgだった。14歳女子のこの身長の標準体重は48.8kgで，この標準からどのくらい肥満しているかをみる肥満度は4.5%だった。この肥満度4.5%はマイナスではなくプラスであるが肥満度としては標準範囲であり，これから成長のラストスパートを迎える身体にとってはむしろ必要な状態であったといえる。しかし本人は顔のぽっちゃり感がどうしても気になりだし，体重を少し減らせばぽっちゃ

り感が消えるのではないかと思い，ダイエットすることを決意した。本人がそのとき考えた目標体重は 3kg 減の 48kg であった。まず主食である米飯の量をそれまでの半分くらいに減らすことから始めた。これに慣れだすと今度はおかずの量も減らしていき，油脂分も避けるようになった。また食べた分を動いて消費させることも考え，自転車通学を徒歩に変え，また毎日近所を早足で 30 分歩くようにし，家のなかでも腹筋やダンベルなど筋トレも始めた。こうした努力の結果，3 カ月くらいで体重は 48kg になって目標を達成，爽快感とともに充実した達成感を得た。しかし，これだったらもう少しいけるかもと思い，それまでのダイエット行動は緩めることなく続けるようにした。体重は次第に「面白いように減りだした」という。しかしそれまでの爽快感はだんだん影をひそめ抑うつ的な気分が蔓延するようになり，それまでにもあった「もしリバウンドしたら？」という不安感はだんだん恐怖がかったものとなっていった。いつも頭のなかはそうした不安感に支配され，ダイエット行動はもうやめようにもやめられなくなっていった。またこの頃から朝早く起き出し掃除や洗濯をやってみたり，しょっちゅう 2 階に上がったり下がったりと，何かにとりつかれたようなせわしさが目立つようになった。そして体重が 40kg になったころから空腹感を感じなくなり，35kg を切ったあたりからは一番気にしていた顔の痩せ具合がよくつかめなくなり，鏡を見てもぽっちゃりしているような気がしてならなかった。体重が戻ってしまうことや顔がぽっちゃりしてしまうことなど，リバウンドへの不安感はすでに恐怖感（肥満恐怖）となり，食事を見たり考え

神経性無食欲症（AN）の典型例　　15

たりするとどうしようもなく怖くなった。ほんの一口程度の米飯ですら「量が多すぎる」といい「これを食べれば戻ってしまう」と思えて食べられなくなってしまった。それまでやってきた食事制限は一層激しさを増し，日課のウォーキングや毎食時のカロリー計算もつらくて苦しいのにやめられなくなり，「いつもの時間」「いつもの場面」になると「いつものように」ほとんど反射的にやってしまう様子であった。それはいわばそれまで強迫的にやってきたダイエット行動がほとんど自動化された状態といってもよく，ダイエット行動そのものに囚われてしまった状態ともいえた。その一方で，テレビの料理番組やレシピ本への関心が高くなり，周囲には「本当は食べたいのでは」と映るようになっていた。しかし本人自身はこうした行動の自覚はなかった。さらに本人は食べないくせに料理を作りたがるようになった。そして作ったものを家族，なかでも妹に対して食べることを強要するようになり，妹が拒否するととたんに機嫌が悪くなりイライラして当り散らすことが目立つようになった。体重はどんどん減りつづけ家族がかかりつけ医に相談したときは30kgを切る寸前だった。

　月経は，初経が小学5年の終わりころでそれ以来ほぼ規則的にあったが，体重が40kgを切ったころから止まってしまった。身長もダイエット開始前は標準範囲（±1SD以内）で順調に成長していたが，体重が減りだして約半年過ぎた頃から伸び率が鈍くなり次第に止まってしまった。また毎朝枕元には髪の毛も目立つようになり，背中にはうっすらとうぶ毛が生えだし，かかりつけ医からは心臓の徐脈や貧血，肝機能

障害などを指摘され，身体面でも深刻な低栄養状態になっていた。便秘もひどくなり排便は週に１回あるかないかの状態だった。風貌は老婆様でまさしく骨に皮をまとった状態に近かった。それでも「なんともない大丈夫，病院なんか行く必要はない！」と言い張って抵抗する患児を両親が抱きかかえての来院だった。

事実 1

発症経過

ポイント

☑ AN の発症経過で発現順が共通する臨床的徴候とその具体的内容に
   ついて。

☑ 発症経過は基本的にどの例も同じ。これがひとつのエビデンス。

☑ AN を題材とした小説における主人公の発症経過もまた同じ。

☑ 発症経過をつかむことで役立つことがある。

臨床的徴候と発現順

　　さてこどもの拒食症の代表例である神経性無食欲症（AN:
Anorexia Nervosa）の臨床的事実についていくつかみて
いきたい。なお，すでに述べたように本書における AN は
DSM-Ⅳの基準にもとづいている。

　　まず発症経過についての臨床的事実について述べたい。図
1は検討対象とした AN の症例すべてにみられた徴候のうち，
発現順がほぼ共通するものを抽出した結果である。

　　この各徴候についてそれを示す患児や家族の言動（患児：
「　」内，家族:[　]内）を提示しながら順にみていきたい。

18　　第Ⅰ部　摂食障害の代表例，神経性無食欲症（AN）の臨床的事実

痩身化願望 ⇒ 意図的不食行動 ⇒ 強迫的ダイエット行動 ⇒ ダイエット行動への慣れ ⇒ 空腹感鈍化 ⇒ 顕著な体重減少 ⇒ 食へのこだわり ⇒ 肥満恐怖 ⇒ 強迫的痩身追求の激化 ⇒ 反射的こだわり行動

図1　AN にほぼ共通する臨床的徴候と発現順
稲沼邦夫（1999a）：Anorexia Nervosa の徴候発現に関する一考察.
児童青年精神医学とその近接領域，40；252-266. より

1. 痩身化願望

　ANではどの例も発症に先立って「痩身化願望」がみられた。例えば「友達から太めの体型と丸顔を指摘され，痩せたいと思った」とか「足を細くしたかった」，「ティーン向けのファッション雑誌をみて痩せたいと思った」，「部活（女子バスケ）を引退したのでこれから太るのではと気になった」，「クラスでダイエットの話が流行っていた，よし自分もやってみようと思った」，「スポーツテストで自分だけ肥満と出た。ショックだった」，「水着になるので痩せたかった」，このほか「母親の体型（肥満）がなんとなく嫌だった」というのもある。

　どの例も痩せたいと願う気持ち，肥満を嫌がる気持ちがかなり強そうだった。思春期の女子がこのように「痩せ願望」を抱く背景には，当然ながら昨今の情報社会が作りだしてい

事実1　発症経過　　19

る「痩身賛美」「痩せ礼賛」の影響があるとみられる。テレビや雑誌，インターネットなどから発信されるスリムで小顔，足長スタイル。こうした社会的価値観のもとではほとんどの女性がこのような容姿に憧れるであろうし，思春期の女子ならなおさらと思う。この傾向はだんだん低年齢化しているようで，小学5年生で痩せを目指しているうちにANになってしまった例や小学校1年生でも肥満を嫌う傾向がみられる。筆者が経験した患児のほとんどはダイエット開始時，見た目にも数値的にも「肥満」といえる状態ではなかった（稲沼他，2007）。この背景には，やはりスリムであるほどいいとされる社会的風潮があるとみられる。もちろん男子も例外ではなく最近の「アイドル系」はほとんどがその傾向である。

2. 意図的不食行動

　これは痩身化願望によるダイエット行動である。この行動は当然ながら痩せたいという意図の食事制限行動であるから，あえて意図的不食行動とせずにそのままダイエット行動としてもよかったのかもしれないが，論文を書いた当時，ANはストレスによる食欲不振で発症するという説も散見されたため，自らの意思による意図的な不食行動から発症することを強調したかったというのがひとつにあった。あとは例えば嘔吐することへの嫌悪感・不快感から食べることを避けるうち，嘔吐恐怖で食べられなくなる例があり，こうした例も意図的不食すなわち嘔吐回避目的の不食行動という視点で捉えると合理的な説明がついたこと，それと不食の契機が異なるだけで基本的な発症メカニズムはANとほとんど同じ

かもしれないと考えていたこともあり，あえて「意図的不食行動」とした経緯がある。

3. 強迫的ダイエット行動

　痩せ願望によるダイエット行動はことのほか強迫的で，ほとんどの例で大なり小なりの減量運動も加わっていた。例えば，「食べる量を減らし，間食もやめ，運動していつも動いていれば痩せられると思い，とにかく動き回るようにしていった」とか「ダイエットを始めたのは小学6年の終わりころ。主食を減らしおやつを食べないようにした。中学入学後は部活動の練習をみっちりやり，家のなかではいつも小走りにするようにした」とか「食べるときは必ずカロリーを計算して意識的に食べる量を減らした。はじめは普通の摂取カロリーより少なければいいと考えていたが，だんだんそれでは気がすまなくなっていった」という例，また「ダイエットやカロリー関係の本を読みあさり，穀類から肉類へと減らして莫子類は一切やめた。カロリー計算はきちんとやった。家でも外でもいつも意識して駆け回るようにした」とか「食べないようにして体をコントロールすることに夢中になると今度は運動することにもこだわるようになりダンベル運動を徹底してやった」といった例，また［そういえばエステサロンのチラシをよくみるようになった頃から食べる量が急に減ってよく動き回るようになった］と家族が語った例などである。どの例も減量にかなり強迫的で一途さがうかがわれ，そしてそれは次第に強くなる傾向がみられた。

　またこうした強迫的心性は，生活面や勉強面でも目立つよ

事実1　発症経過　　21

うになった例もあった。例えば，電話のかけ方や水道の出し
方など金銭面で徹底して「倹約」することにこだわりだし，
それを家族にも強要するようになった例や，短期間で猛勉強
し学年トップに躍り出た例など，ダイエット行動以降の心理
的背景に「強迫的心性の高まり」状態がうかがえた。

4. ダイエット行動への慣れ

　ダイエット行動が毎日規則的かつストイックに実施されて
いくと，次第に心身状態はこの行動に慣れていく様子がうか
がえた。この徴候の発現はダイエット開始後早い患児で1～
2カ月，遅い患児では約1年前後と個人差があった。例えば，
「ダイエットを徹底するうち何となく食べられなくなってき
た。そこで本格的に食べなくした。簡単に実行できた」とか
「3kg減ってこれくらいでいいかと思ったがその後風邪をひ
いて食べたくても食べられない状態になった。これをいいこ
とにもっと痩せようと思った。体重はおもしろいように減っ
ていった」といった例，また「始めのうちは（ダイエットを）
強くやろうとは思わなかったが，続けるうちに段々強くなっ
てきてしまった」とか「（ダイエットを始めてから）しばら
くの間はつらかったが，我慢を重ねていたら別に食べなくて
も平気でいられるようになった」などの言動からうかがえる。
そしてこの段階では「よっしゃー，やった！」といった達成
感また一種の爽快感もうかがえた。

5. 空腹感の鈍化

　これは食欲が感じられなくなる現象で，ANが「神経性無

食欲症」と邦訳（DSM）されているくらいの主要な徴候である。これはダイエット行動に慣れだしたころから次第に目立ってきた。例えば「お腹が空いてないから食べないだけだ」とか「1学期の終わり頃にはお腹が空かなくなり給食もほとんど食べなくなった」とか「5月になった頃から（お腹が空かず）食べたくなくて給食も残すようになった」といった例，また「中2の2学期になってからは別に食べなくてもいられるようになった」とか「最初は食べないようにしていたのが，だんだん食べたくない気持ちになった」，「別に食べなくてもいられた」といった言動からうかがえた。そしてこの徴候の出現あたりからそれまでみられた爽快感は影を潜め，元気がなくなり抑うつ感が目立つようになった。

6. 顕著な体重減少

　当然ながら，このようにほとんど食べないで動いている状態が続くと，体重は目立って減ってくる。ダイエット開始から早い患児で2カ月，遅い患児では15カ月とこれも個人差があった。例えばダイエット開始前は37.0kg だったのが14kg 減って23.0kg（肥満度－27.9％）に，45kg あったのが11.5kg 減って33.5kg（肥満度－27.5％）に，また52.5kg あったのが36.2kg（肥満度－20.1％）にといった具合である。重症例では55kg あったのが30kg も減って25kg（肥満度－46.1％）になった例や，40kg あったのが26.3kg（肥満度－41.4％）になった例もあった。肥満度は体重が同じでも身長によって変わってくるが，肥満度が－40％を下回るようになると目は窪み頬はこけ顔貌は老婆的様相で，身体は骨

事実1　発症経過　　23

に皮膚をまとった状態に近くなる。また臀部も骨ばってしまい小中学校にある座面が木製の椅子には痛くて座れない状態になってしまう。

7. 食へのこだわり

　この徴候はいつも食事や食物のことが気になって仕方がない状態のことで，自覚的には「いつも頭のなかは食べ物に関することでいっぱい」といった状態をさす。強迫的なダイエット行動に明け暮れ体重が大幅に減少，身体が慢性的な半飢餓ないし飢餓状態になってみられる現象である。例えば「気がつくと食べ物のことを考えている」とか「今日は何をどれくらい食べるかというようにいつも食事のことばかり考えている」といった例，また家族から見ると［食べることに対して神経過敏で人が何を食べているのかいつも気になって仕方がない様子だった］とか［いつも料理の本ばかり見ている］といった言動で示される。これはひとつの推測であるが，生命体には自身の生命を維持するプログラムが組み込まれており，人でいえばとくに病気でもないのに低栄養状態となり生命が危険に曝されるようになると，そのプログラムが働き出し自身に栄養を取り込ませようとする働きがあるように思われる。つまり「食へのこだわり」とは，ヒトという生物が自身の生命を維持するために摂食に駆り立てる一種の「生物的防御反応」とみることもできる。自覚的には身体の奥から湧き出るような，また身体に操られているような感覚，例えば食物に対して「のどから手が出るような」感覚かとみられる。おそらく，この身体の要求が「摂食衝動」であり，「食への

こだわり」はその衝動の自覚ととらえてみるとある程度納得できる。このような摂食衝動は，「食べているところを想像すると本当に食べちゃう気がする」といった例や［デパ地下の試食販売の前を通ると思わず手が出るようだ］といった家族の観察からもうかがえた。また摂食障害でときどき問題となる食品などの万引き行動は，この衝動と関係があるように思われる。

8. 肥満恐怖

「肥満恐怖」は太ることや体重が増えることに対する恐怖で，ANの中核的症状である。「食へのこだわり」に続いて出現していた。例えば，「食べようとすると太っちゃうんじゃないかと思って怖くて食べられない」とか「一口でも食べるとあとで一気に太るんじゃないかと思っちゃう。怖くて……」とか「体重が100gでも増えると怖い。食べようとしてもどうしてもブレーキがかかってしまう」，「もし太ってしまって大人になって痩せることができなかったら？　と考え始まるともう食べることが怖くなってくる」，「体重が1kgでも増えるともうどんどん食べるようになってしまう感じで怖い」，「人より食べ過ぎることが怖い。太ることが怖い」，「太ることが怖くてカロリーがないものばかり食べてしまう。食事を見ると怖くてしょうがない」などの言動に現れている。また家族の言動では［油脂分を避ける話になると怒り出す］とか［いつも怯えたように『食べると太る』と連発している］，［食事の度にイライラし食べ方も極端に遅くなり，おかずも一番少ないものを取りたがる］などがあげられる。この肥満

恐怖は，どうみても極端に痩せていて，数値的にも肥満度が
マイナス 40％を切っているのにみられることにその特徴が
ある。また例えば身長 160cm 前後の女子が体重 30kg にまで
減ってしまえば，そこからたかだか数キログラム増えたとし
ても，ほとんどの人はまだまだ激ヤセ状態に変わりはないと
みるだろうが，本人たちにとっては恐怖なのである。

9．強迫的痩身追求の激化

　肥満恐怖の発現に続いて見られた徴候で，それまでのダイ
エット行動がますます激しくなる現象である。例えば，「夕
食の量を万が一少なくできなかったらと思うとどうしよう
もなく気が重くなり，それならばと（前もって）お昼の量をお
さえてしまう。（体重は）ピタッと 30kg に，それ以上は絶
対いやだ」とか「食べ過ぎなかったかどうか母親に聞かずに
はいられない。何度もしつこく聞いてしまい喧嘩になる」と
いった患児の言動，また家族の目には［階段を上がったり下
がったり家の中をしょっちゅう駆け回っている］とか［食事
を出すと狂ったように怒鳴り散らすようになった。いつもイ
ライラしている］とか［いつも体重が気になって仕方がない
様子］，また［食事の度にイライラしながらティッシュで油
脂分を拭いている。どんなに少なくても必ず残す，残さない
と気がすまないようだ］とか［食事といえばカロリー計算し
やすいようにキノコやゆで卵など料理素材を単品で組み合わ
せたものだけ，調理加工したものは一切食べなくなった，筋
トレは朝夕欠かさずやっている。どう見ても異常だ］と映る
内容であった。イライラ状態がかなり目立って，それまで夢

中で励んでいたダイエット行動を制御できなくなってきた状態ともいえる。この段階ではもう，ダイエット開始後にみられた充実感や達成感，爽快感のようなものは一切うかがえず，不安感や焦燥感が異常に激しくなっているようにみられた。

10．反射的なこだわり行動

　これはそれまでやってきた強迫的なダイエット行動が「反射的」な色彩を帯びてくる現象である。例えば次のような行動として現れる。「自分だって辛くてこだわりたくないけど食事になるとパンの重さを量らないと気がすまなくなるんだ。ご飯の量も反射的に少なくしてしまう。そうしないといてもたってもいられない」とか「なんで小走りしてしまうのか自分でもよく分からない。生活のリズムが決まっちゃっているからその時間になると自然と体が動いちゃう。なんか食べないで動いていたのが癖になった感じ。動くのを我慢するのは辛い」，「食べなければ治らないことは分かったけど食事になるとどうしても食べなくしてしまう。カロリー計算も辛くて嫌だけど食事になるとやっちゃう。どうしても止められない」，また家族の目には［ウォーキングを毎日決まった時間に決まった通りにやりたがる。それができないとパニックを起こす］とか［食べると必ず体重を測定している。いっつもワンパターン］，［夕食は決まりきったように肉の脂身をはねのけ食事は必ず一定量残す。残したことを注意するとイライラしてわめき出す。毎晩こうだ］といった言動で示される。いずれも反復的，常同的，機械的な様相を併せもち，「いつもの時間」，「いつもの場面」になると「いつものようにやっ

てしまう」行動で,「どうしてもやってしまう」,「やめられ
ない」といった内容からは,患児自身の意思でコントロール
することがほとんど困難な行動とみられた。

11. 身体像などの認知的歪み

　　ところで発現順が患児によって多少ばらついたことから,
以上の共通発現順には組み込まれなかったが,発現が顕著な
体重減少以降ということでは全例で共通していた徴候として
「身体像などの認知的歪み」がある。DSM- Ⅳの診断基準で
は「体重や体型の感じ方の障害」であり,また従来「ボディ
イメージの障害」とも呼ばれ,肥満恐怖と並ぶANの典型
的な心理的症状である。例えば見るからに「激ヤセ」状態な
のに,本人は「鏡を見てもそんなに痩せているとは思わない」
とか「足が細いねーといわれるけど自分でみると太いじゃん
としか思えない」とか「自分でもガリガリのはずとは思うけ
ど鏡を見るとどうしても太って見えちゃう」,またいつも怯
えたように「まだ太っている。もっと痩せなければ」と激し
く痩せを否定した例もあった。また家族からは［これだけ痩
せているのに太っていると思っているみたい。太ってないよ
といっても怒って否定してくる］といったように,どの患児
も激しい痩せ状態を正常には認識できてない状態だった。ま
た食べ物をごくわずか,例えばティースプーン１杯の米飯を
口にしただけで「顔が太くなった気がする。からだ全体が太っ
た気がする」とか「ご飯をちょっとでも食べたあとは鏡を見
ると太った感じがする」のように,避けている食べ物をわず
かでも口にすると太ったと感じる例もみられた。一方で,「痩

せ具合がよく分からない」とか「顔と足が痩せていることが
よく分からない」また「痩せ具合は体重計にのらないとよく
分からない」といったように，痩せを否定するというよりは
痩せ具合そのものがよくつかめないといったいわば「認知的
鈍麻」ともいえる例もあった。筆者の経験ではこちらの方が
多かった。さらに痩せ具合だけでなく，目の前の食事の量が
多いのか少ないのかよく分からないというのもあった。例え
ば「食べる量が多いのか少ないのかよく分からない」といっ
たものや［パンのサイズが目視で分からず秤にかけている］
という例，また［幼児用の茶碗だといくらか安心するみたい］
という例，そしてわずか数粒のご飯粒でも多いと感じてしま
う例もあった。このような認知的歪みであるが，痩身追求に
おいて例えば体型にこだわった例では体型が，足の太さにこ
だわった例は足の太さが，顔の大きさにこだわった場合は顔
の大きさが，食事の量にこだわった例では摂食量がといった
ように，それぞれ強迫的にこだわった対象の認知が歪む傾向
が見られた。また典型的な AN の状態であるにもかかわらず，
「自分は病気だとは思わない」とか「自分では普通だと思っ
ている。どうして病院に来なければならないんですか？　余
計な心配をして欲しくないんです」のように病識が欠如して
いるとしか思えない例もあった。

＊

　以上が，対象とした症例すべてに共通してみられた発症経
過における臨床的事実である。この事実は，筆者がこれまで
みてきたすべての AN でほぼ同様だったことから AN にお

けるひとつのエビデンスとみることができる。

じつはこのように AN の発症経過がどの患者でもほとんど共通していることは 140 年以上も前に Lasègue（1873）が「すべての症例は規則通りに経過していった」と指摘していた。ただ Lasègue の症例の発症契機は，痩せ願望からのダイエット行動ではなく，耐えがたい不快感を伴う「胃痛」の回避であった。これについては第Ⅱ部の 4 で詳しく述べる。

AN を題材とした小説

ところで主人公が摂食障害である小説がある。いくつかあげてみたい。まず加賀乙彦氏の『スケーターワルツ』。この主人公は幼いころからフィギュアスケートに賭けてきた 19 歳の女子大生。全日本選手権に向けてジャンプと回転力をつけるため減量と練習に励むうち食欲不振やイライラ感，抑うつ感，肥満恐怖など AN の症状が次々出現。次第に普通に食べることができなくなり過食嘔吐の繰り返しになっていく様子がじつにリアルに描かれている。肥満であった実母のようにはなりたくないといった痩せ願望も背景にみられる。描写があまりにもリアルなので実在のモデルをもとに描かれたような気がしてならなかった。

次に懐かしき往年の名歌手パット・ブーン，その娘のチェリー・ブーン・オニールによる自叙伝で『拒食症を克服した私』。父親が全米でヒットするようになるとそのファミリーの一員として一緒にステージに立つようになった。次第に自身の「小太り」に対する観客の視線が気になりだしダイエッ

30 　第Ⅰ部 摂食障害の代表例，神経性無食欲症（AN）の臨床的事実

トすることを決意。168cm，63kg，BMI 22.3 の身体を，食事制限，減量体操，「やせ薬」（文中の薬剤名：エスカトロール）などにより 50kg に減少させた。しかし飢餓状態となった身体の悲鳴ともいえる食衝動が出現，耐え切れずに過食し，今度は肥満恐怖から自己誘発嘔吐へ，次第にその悪循環の繰り返しで体重はさらに減少，やがて意思による食行動のコントロールはほとんど不可能になり，身体はミイラ様に成り果てていく様がこれもまたリアルに描かれている。この例では食事と体重管理の決定権を本人ではなく最愛の夫にゆだねることで体重が回復していき拒食症の地獄から脱出することができたと振り返っている。

　一方，過食症を題材にしたものでは松本侑子氏の『巨食症の明けない夜明け』（すばる文学賞受賞作品）がある。タイトルが「拒食」でなく「巨食」である。やはり痩せ願望によるダイエット行動から AN になり，そして過食行動が出現し，体重はリバウンド的に増加。次第に過食しては排出する行動が出現し，遷延化していく経過が繊細に描かれている。過食して排出する様相は，いっときにプリン 3 個，サンドウィッチ 2 人前，シュークリーム 10 個，握りずし 1 箱，瓶詰ピーナッツバター 1 瓶を次々食べまくったあとそれを吐き出す，またあるときは缶ビール 6 本，焼き鳥 30 本をやはり次々と腹に詰め込んだ後にやはり吐き出すといったものである。

　いずれの作品も読んでいただければ納得されると思うが，それぞれ主人公は痩せ願望から食事制限や運動により体重を減らしていくにつれ肥満恐怖や摂食衝動など AN の症状が出現し，次第に過食／嘔吐になっていく様子がほとんど同じ

事実 1　発症経過　　31

経過で描かれている。筆者が指摘させていただいた発症経過とほとんど同様だった。ANの現象を経過に忠実に追っていけばこうなると考えられた。なお，過食もしくは過食／嘔吐の出現については臨床的事実9で述べる。

発症経過をつかむことの大切さ

またこの発症経過がつかめたことで大いに役立ったことがある。ひとつは体重減少により摂食障害が疑われ紹介されてきた女子中学生の症例のときだった。紹介元医によると明らかな器質的所見はみられないが，低栄養状態にあるとのことだった。カウンセリングにより発症契機を探っていったが「痩せ願望」や「ダイエット行動」はかたくなに否定してきた。家族も確かなことはつかめてない様子だった。しかし，やりとりを続けるうち肥満恐怖がある様子がそれとなくうかがえた。こうしたことから痩せ願望によるダイエット行動はあったとみて，以後そのダイエット行動については触れず，暗黙の了解的に治療を進めていった結果，なんとか体重回復にこぎ着けることができた例であった。思春期の自尊感情の強い女子の場合，必要以上に彼女の心に踏み込むとどんどん心を閉ざしてしまう傾向がある。発症経過の「公式」的なものがつかめたことでそれをなんとか回避できた。

もうひとつは，初めての面接でも患児の状態が経過的にいまどんな段階にあるのかをある程度推測できたことである。発症の初期なのかかなり進んでいるのかなどおおよその見当をつけることができた。また図1のように図式化した発症経

過を患児に呈示すると大概の患児は「あっ，自分と同じだ」と言わんばかりに驚きの目で見入ってきた。そうなるとそれまで抵抗感を示していた患児はこちらの話に耳を傾けるようになり，やりとりが噛み合いだすことが多かった。そして次第に信頼関係が芽生えてきて「治すには体重の回復がどうしても必要である」との認知の修正にもっていくことができた例は，少なくなかった。

事実 2

発症契機

ポイント

☑ 発症契機は痩せ願望を動機とした強迫的ダイエット行動。

☑ 心理的ストレス因がみられた例でもこのダイエット行動はみられた。

☑ 心理的なストレス因と発症との因果関係は見いだせなかった。

発症誘発因子

　事実2では AN の発症を引き起こす契機，すなわち直接的な発症誘発因子について述べてみたい。先に示した臨床的事実としての発症経過は，強迫的ダイエット開始以降に AN の症状が次々と発現することを示している。この事実から，AN の直接的な発症誘発因子は痩せ願望を動機とした強迫的ダイエット行動とみることができる（稲沼他，1998；稲沼，1999a，1999b）。しかし，この誘発因子については，心理的ストレスや家族の病理など心理社会的要因を指摘する見解は少なくない。例えば，緊密すぎる親子関係や両親の不仲などさまざまな家族内葛藤，受験や就活など排他的競争社会における競争というストレス，さらに生きにくい現代社会そのもののストレスなど，こうしたストレスが引き金になって発症

34　第Ⅰ部　摂食障害の代表例，神経性無食欲症(AN)の臨床的事実

するという見解である。なかでも母子関係など家族内の慢性的ストレスは多く指摘され，このようなストレスに比較的軽度のストレスが契機となって発症するという見解もみられる。しかし，「心理的ストレス因」がどのようにして AN を発症させるのかという具体的なメカニズムについて，エビデンスをもって述べられたものはほとんど見当たらない。

ストレス状況下でもみられる強迫的ダイエット行動

　筆者の例では，発症時に明らかにストレス状況下にあったとは言い切れない例が多かったが，かなりの心理的ストレス因がみられた例も確かにあった。その一例である。食欲不振と体重減少で紹介されてきた高校1年の女子。母親と祖母との関係，いわゆる嫁−姑がかなり不仲でほとんど会話のない冷戦そのものの毎日で，母親は患児が小さい頃から何度となく家を出ることを繰り返していた。母親の頭の中は，この祖母とのことでいっぱいで患児をはじめ家族を顧みる余裕はほとんどなかった様子であった。この意味では，患児は確かに愛情不足の状態にあり，こうした家族関係に対する憎悪の念は慢性的にあったとみられる。穏やかだった祖父は数年前に亡くなり，嫁姑の関係に対して仲裁役が期待される父親も物静かなほうで，患児が発症してからは黙々と患児の面倒を見ていた。そのせいか患児は家族のなかでは，この父親との結びつきが強いようにうかがえた。このような家族状況にあって，患児が何らかの心因反応を引き起こしてもおかしくはなかった。したがって，はじめはこのような家族関係のストレ

スによる食欲不振を疑ったが，家族によればカロリーの低そうなものなら食べ，デパ地下の試食販売の前を通ればつい手を出すこともあるとのことで，ストレスによる心身症的反応としての食欲不振は今ひとつ考えにくかった。しかしこのケースをさらに詳しくみていくと，足の太さを気にした痩せ願望があり，ティーン向けファッション誌に影響を受けたとみられるダイエット行動を黙々と続けていた事実が出てきた。

　もうひとつの例は，やはり食欲不振と体重減少で紹介されてきた例である。両親間など家族関係があまりしっくりしていないなかで有名私立校の受験に向けた週3回の塾通い，いずれも帰宅は夜10時過ぎで，寝るのは深夜0時過ぎという生活であった。こうした家族関係のなかでの受験のストレスは相当なものとみられた。しかし，この例も体型や足の太さを気にして密かにダイエット行動をしていた。

心理的ストレス因と発症の関連

　このように，心的背景にかなりのストレス因がみられた例でも，痩せ願望によるダイエット行動がみられた。つまり，筆者が経験したすべてのANで，心理的ストレス因の有無にかかわらず，痩せ願望による強迫的なダイエット行動が必ずみられ，発症はいずれもこの行動以降だった。これがANの発症契機についての臨床的事実であり，ひとつのエビデンスといえる。心理的ストレス因と発症との因果関係については，少なくとも筆者の症例では具体的かつ合理的に説明する

ことはできなかった。ただダイエット行動の動機に関与する
ストレス因はみられ，これは合理的に説明できた。例えば「太
めなのでからかわれそうで4月の身体計測が嫌だった」，「男
子からデブとからかわれて嫌だった」などである。また前述
のチェリー・ブーン・オニールによる『拒食症を克服した私』
のなかで「拒食の原因が家庭のごたごたにあると思い込むこ
とで自らの非（ダイエット行動からの食べ吐きと減量運動）
を棚上げにした」というくだりは，本人のなかで摂食障害の
原因が家庭内のストレスとは別にあるという告白であり，家
庭内のストレスが必ずしも摂食障害の直接的な原因ではない
ことを物語っているようで興味深い。なお，ANにおいて心
理的ストレス因が原因として考えられるようになった経緯に
ついては第II部の6で改めて述べる。

事実 3
発症前の性格傾向

ポイント
☑ 共通する性格傾向は強迫傾向。
☑ この性格傾向が発症要因のひとつ。

症例にみる性格傾向

　　発症を引き起こしやすい性格傾向があるのかどうかという
ことについては，臨床的事実からは「ある」と考えられた。
先に述べた発症経過の検討に加え，発症する前の性格傾向（病
前性格傾向）についても調べてみた。その結果すべての症例
に共通していたのは，頑張り屋，几帳面，生真面目，完璧主
義,負けず嫌いといったいわゆる強迫的性格傾向であった（稲
沼，1999a）。

　　以下は，検討した症例の一部で，家族による評価である。

　　症例1：真面目で几帳面，勝ち気，凝り性，ずぼらを嫌い
　　　　　何でも頑張ってきちんとやらないと気がすまない方。課
　　　　　題は欠かさずやっていく。一生懸命過ぎるのか見ていて
　　　　　疲れると言われたこともある。周囲を気遣う面も強い。
　　症例2：生真面目で融通がきかない面があるが一生懸命頑

張る方，内向的だがお節介な面もある。

症例3：いい加減でずぼらな面もあるが学校ではきっちり
やっているみたい。どんなことでも競争となると頑張る
方で勉強の成績もトップクラス。

症例4：几帳面なほうで頑張り屋，でも要領は悪く融通性
もない方，経済観念は強く小遣いは貯め込む方。

症例5：負けず嫌いで頑張り屋，勝ち気と言われることも
ある，几帳面，節約主義も目立つ。

症例6：頑張り屋で几帳面，小さい頃からきっちりしてい
た。真面目すぎるのか冗談が通じない面もある，あまり
手はかからなかった。

症例7：小さい頃からあまり目立つほうではなかったが真
面目にこつこつ頑張るほうだった。どちらかといえば几
帳面で凝り性，周囲にも気を遣う方。

症例8：勝ち気で意固地，几帳面，思ったことへのこだわ
りや頑張りは人並み以上。

症例9：おとなしいように見えるが芯はしっかりしている，
言い出したら聞かない。頑固，生真面目，几帳面，頑張
り屋，完璧主義。

症例10：とにかく真面目，決めたことは貫徹する。何が
何でもやるタイプ。敷いた布団が曲がっているのを嫌う。
優柔不断な面もある，といった様相である。

　共通して目立ったのは「頑張り屋」で，「几帳面」「真面目」
「完璧主義」もほぼ共通していた。頑張り屋は「負けず嫌い」「勝
ち気」と評される例もあった。このような性格傾向は，多少

の個人差はあっても筆者が経験したすべての AN で共通しており，これもひとつのエビデンスとみている。

完璧主義

　AN の病前性格については，従来からやはり強迫傾向が指摘されてきた。梶山（1959）は勝ち気で強情で熱中性が潜み，それが努力家と表現されるとし，石川ら（1960）は負けず嫌いで我意が強いとした。笠原ら（1985）も相当に強迫的であるとし，安岡（1985）も几帳面，凝り性，熱心といったいわゆる強迫的傾向を示すものが多くみられるとした。また松本ら（1999）も 12 歳以下の年少例を検討し，やはり強迫性が共通してみられたとしている。また Pryor ら（1998）は強迫のなかでも制縛（compulsive）傾向とみた。また，高木（1991）は中核となる病前性格を完璧主義と表現されるような人格傾向とした。この傾向については，最近では Forsberg ら（2006）も同様にみており，Fairburn ら（1999）は発症における危険因子として指摘している。また，Serpell ら（2002）は，AN は強迫性障害と重なると言われているが，最近では強迫性パーソナリティ障害との関連が指摘されているとしている。これについては Halmi ら（2005）も，摂食障害でみられる完璧主義は強迫性障害より強迫性パーソナリティ障害と関連するとみている。さらに Anderluh ら（2003）や Davis ら（2006）は，この強迫性パーソナリティを摂食障害の発症における重要な危険因子と位置づけている。このように AN の病前性格を強迫傾向ととらえ，発症における危険因子とみ

る向きは少なくない。筆者もこの性格傾向が，強迫的ダイエット行動を引き起こし継続させる因子として，ANの発症に深く関わっているとみている。少なくとも「頑張り屋」と「几帳面」さが基本にあるとみられる「完璧主義」は，発症における重要な因子と考えている。

　要するに，このような性格傾向だからこそ「痩せる！」という目標に向かってストイックに食事制限やエクササイズを続けることができるわけで，痩せ願望でダイエットすれば誰でもANになるというわけではなさそうである。「完璧主義」が中庸をもってコントロールできるかどうかが発症の分かれ目といえるかもしれない。

＊

　それともうひとつ，患児のなかには「ダイエットをしていて，お腹が空いて我慢できなくなったことはなかった」とか「今日だけダイエットをやめようなどと思ったことは一度もなかった」と言う子が少なからずいた。これはあくまで推測の域を出ないが，強迫的性格傾向をもった人は飢餓感覚（空腹感）が他の人よりは気にならないということがあるのかもしれない。例えば「何かに夢中になると寝食を忘れる」と言った例えがあるように。

事実 4

男子例

ポイント

☑ 男子例もある。発現する徴候や発症経過，発症前の性格傾向など女
子例と同じ。

女子特有の病気ではない

　　かつて AN は女子特有の病気とみられていたようで，男
子例は希少例として学術専門誌に報告されるほどだった。
DSM の診断基準にもつい最近まで主要症状のひとつとして
無月経であることの基準があった。しかし，実際には男子例
は決して珍しくなく，筆者の例でも約 1 割近くいて,「無月経」
の基準を除けば発現する徴候や発症経過，発症前の性格傾向
も女子例と何ら変わりはなかった（稲沼他，2009b）。無月
経は低栄養状態などがもたらす二次的現象とみれば，AN は
女子特有の病気ではなくなる。要するに，性別に関係なく強
迫的性格傾向をもった人が痩せたい一心で強迫的にダイエッ
ト行動を実行していけば AN を発症することになる。これ
もひとつのエビデンスとみられる。女子に多いのは，女子が
痩せ礼賛文化の影響を多く受けやすいからかもしれない。無
月経であることの基準は最新の DSM-5 になって撤廃された。

【症例 1】小学 6 年生

　4 月の身体計測の際，友達から「デブ」といわれ，以来体つきを気にするようになり体重を減らすことを考え出した（身長 150cm，体重 44kg，肥満度 5.2％）。「まず，間食は絶対にやめ，ご飯のおかわりもやめ量も減らした」。「お腹が空いても我慢していたらだんだん慣れてきてしまった」。中学 1 年になって陸上部の練習は毎日夢中でやっていた。痩せが目立ってきたことで家族が心配して近医を受診したが検査結果は特に異常がなく，栄養あるものをちゃんと食べるようにと言われた（38.0kg）。その頃から机の整理など生活面で几張面さが目立ってきた。2 学期になっても摂食量は減少傾向にもかかわらず運動量は逆に増加傾向にあり，体重減少がさらに目立ってきた（34.0kg）。この頃にはいくらも食べないにもかかわらず，食事を終えるとすぐ市民マラソン大会に向けてランニングの練習をするようになっていた。家族が止めても「聞く耳もたず」だった。母親が少し多めにつけたご飯は必ず減らしにいき，一定の大きさに形を整えて食べていた。量は幼児の茶碗に半分そこそこだった。「体重が増えることが怖かった」という。しかし野菜やこんにゃくなど低カロリーのものは，それこそかぶりつくように食べていた。また双子の妹の食べる量が自分より少ないと嫌がった。来院後，もう少し食べて体重を上げなければ身長の伸びに影響することや場合によっては生命にまで危険が及ぶとの説明を受け，家では半強制的に食べさせた結果，ようやく体重減少に歯止めがかかった。一番嫌なことはときくと「家族から食べろと言われること」と言い，「体重はまあまあだし痩せてもいないし，

何で病院に来なければならないのか分からない」など病識は
低かった。強迫的，制縛的，機械的ともいえる毎食後のラン
ニングは距離こそ減ってきたもののやらないといてもたって
もいられない様子であった。給食後のランニングはクラスの
子に気付かれないようにやるなど，この強迫行動が不合理な
ものであるという認識はあるようだった。また用もないのに，
しょっちゅう二階に上がったり下がったりと常同的な動きも
目立った。体重増加がなかなか得られないため，運動をもっ
と制限するように話すとメソメソ泣き出し，運動を制限され
ることも恐怖であるらしかった。自分の性格については「な
んでもちゃんとできないといやなんだ」とのことだった。食
後のランニングは「やめようと思ってもそのときになるとや
められないんだ」とのことで，制縛性がうかがえた。マラソ
ン大会は結局不参加で，その後，摂食量が少しずつ増え，体
重が36kgになった頃から，食後の強迫的な運動はだいぶマ
イルドになってきた。

【症例2】中学3年生

　本人の話。「もともと顔も体もぽっちゃり気味だった。中
学になって少し痩せようと思い，それまでいっぱい食べてい
たおやつをやめて運動するようにした。でもお腹が空くので
ご飯はそんなに減らせなかった。2学期が始まる頃には2,
3kg減ったが，中学2年になる頃には元に戻ってしまった（身
長160cm，体重52kg，肥満度5.2%）。鏡を見てやっぱりぽっ
ちゃり感が気になり今度は本格的に痩せようと思った。痩せ
てかっこよくなりたかった。ご飯の量はそれまでの半分以下

にしておかずの量も減らし，部活は遅くまでやりまくった。ダイエットはだんだんエスカレートしていった。体重が減り出したときはうれしくなったが，だんだんにまた前のように戻ってしまったらどうしようという強い不安感が出てきた。出されたご飯は，この量だったら大丈夫とわかっていてもいざ食べようとすると「太るかもしれない」となって，怖くて食べられなくなった。この恐怖感はだんだん強くなり，少しでも食べ出すと止まらなくなる感じがして，給食も怖くて食べられなくなった」とのことだった。家族の話では，[食事を用意しても自分でカロリー計算して食べるものを決めてしまう，体形を気にしていつも鏡を見ているがどうもこれだけ痩せていることがよく分からないみたい，ご飯の量も分からないみたいでいつもどれくらい食べればいいのかとかこれくらいで大丈夫かとか聞いてくる。あと，ひとつ下の妹に食べさせたくてしょうがないみたい，本人がいつの間にか妹の茶碗に山盛りにつけてしまいそれを妹が全部食べないと機嫌が悪くなる，性格は負けず嫌いで頑張り屋，持ち物は以前からきちんとしていたが最近それがいっそう目立ってきた，成績は上位で高校受験は大丈夫と言われている]とのことだった。

*

　以上，前者は肥満を指摘されて，後者は肥満が自ら気になってというものであったが，ともに痩せたいと減量行動に励むうち肥満恐怖が発現して食べられなくなったもので，臨床像や経過など女子例と何ら変わりはなかった。

事実 5

低体重，低栄養状態が
心身にもたらす深刻な弊害

ポイント
☑ 深刻な弊害のひとつは成長抑制現象。
☑ 暦年齢相応の体重に早く回復させれば成長再開も望める。
☑ 体重回復が遅れると本来の最終到達身長に届かない可能性もある。
☑ 脳や心臓などの臓器にも深刻な弊害がある。
☑ 弊害は心理面でも目立ってくる（有名な飢餓の人体実験「ミネソタ実験」を参照）。

成長抑制現象

　　激しいダイエット行動がもたらす低栄養状態が心身に与える影響についてみてみたい。まず深刻に思われたひとつが，成長に与える影響，成長抑制現象である（図 2 から図 5 参照）。当然といえば当然なのだが，思春期という成長のラストスパート期において身長の伸びが止まってしまう現象である。発症前を含み継時的に身長と体重の計測値が得られた 25 例（11 歳から 15 歳）を検討した結果，ほぼすべての例でみられ（稲沼, 2012），とくに思春期前期で発症した例で目立った。
　　図 2 は 12 歳，図 3 は 14 歳，ともに女子の例である。どち

46　第 I 部　摂食障害の代表例，神経性無食欲症(AN)の臨床的事実

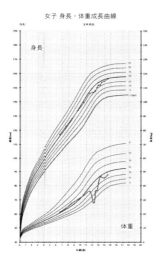

図2　12歳女子　身長・体重成長曲線

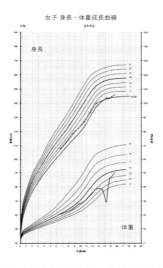

図3　14歳女子　身長・体重成長曲線

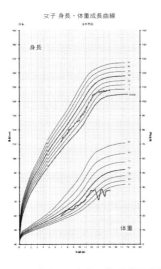

図4　13歳女子　身長・体重成長曲線

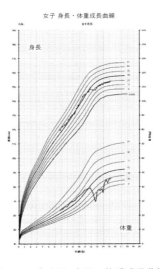

図5　14歳女子　身長・体重成長曲線

事実5　低体重，低栄養状態が心身にもたらす深刻な弊害

らもダイエットにより約1年近くに渡って体重を減らし続けた結果，身長の伸びが停滞してしまった。体重回復に向けて治療を開始した結果，年齢相応の標準体重付近まで回復するにつれ，再び身長が伸びはじめた例である。

図4はいったんダイエット開始前の体重に戻ったもののまた減ってしまい，その後増えたもののわずかで目標とした年齢相応の体重には届かず，成長抑制が続いたようにみられた例である。図5はやはり約1年にわたって体重を減らし続けた結果，それまでほぼ標準ラインに沿って伸びてきた身長がほとんど止まってしまった。治療開始後，体重は増えたもののダイエット開始前には届かずほとんどそのまま約1年間足踏み状態，その後家族に支えられ本人も頑張ってなんとかダイエット開始前以上に回復させて標準体重に近づくにつれ，身長は1チャンネル（チャンネル：7本ある基準線の間）下がりながらも再び伸びはじめた。

以上の例は，早期に年齢相応の体重に回復させれば成長が再び始まり取り戻せる可能性は十分にあるが，遅れると本来の最終到達身長に届かなくなる可能性があることを示している。

成長抑制現象はおそらく発症年齢にも大きく影響されるとみられる。個人差もあるが，とくに思春期前期に発症し成長がラストスパートを迎える時期まで低栄養状態が続くと，このような現象の発現リスクが高まるとみられる。古池ら（1998）も指摘しているように，思春期前期で発症し，こうした現象がみられる場合は，できるだけ早急に暦年齢相応の体重に回復させることが必要とみられる。成長抑制について

第I部　摂食障害の代表例，神経性無食欲症(AN)の臨床的事実

は，体重を回復させても成長は見込めず「不可逆性」とする
説もあるが，早期の暦年齢相応への体重回復で再び成長がみ
られた例は少なくなく，また初経後の発症であっても体重が
暦年齢相応に回復した例では，成長抑制が改善した例はあっ
た（稲沼，2012）。これもひとつのエビデンスとみられる。

心身両面に及ぼす影響

　そのほか身体面では，脳や心臓など各臓器に対してもさま
ざまな弊害を引き起こすとされている。本書では以前に実施
された茨城県立こども病院公開ミニシンポジウム「蔓延する
痩せ願望　拒食と過食」において小児科医が作成した一覧表
を紹介しておく（表1参照）。ほとんどの症状は体重回復に
より改善傾向を示すとのことだったが，一過性であっても与
える影響は少なくないと思われる。

　低栄養状態がもたらす弊害は，心理面においても大きい。
例えばダイエット行動や過剰運動により飢餓が進行していく
と，不安感，焦燥感，抑うつ感，食へのこだわりなどが目立
つようになる。これらは飢餓そのものの影響とみられ，それ
を示す有名な人体実験がある。第二次世界大戦中にアメリカ
で行われた飢餓状態の実験，いわゆるミネソタ実験である
（Garner, 1997）。この実験の主な目的は，健康な成人が長期
間飢餓状態に置かれた場合の心身への影響を調べることで
あった。具体的には，この実験に志願した人たちが半年間に
わたって約25％の体重減少状態を続けた場合の心身への影
響をみた。その結果，心理的にはうつ病やヒステリー，心身

事実5　低体重，低栄養状態が心身にもたらす深刻な弊害　　49

表1　痩せや低栄養による合併症

器官	症状・徴候・検査データ
尿	尿中ケトン体
皮膚系	うぶ毛の密生，脱毛，しわの増加
血液	貧血，白血球減少
電解質	動悸，不整脈，けいれん，心電図異常，低カリウム血症
消化器	味覚障害，腹部膨満感，便秘，嘔吐，腹痛
肝臓	肝機能障害
腎臓	浮腫
脂質代謝	コレステロールの上昇
循環器系	徐脈，不整脈，動悸，失神，心電図異常
骨・筋肉系	骨折，筋力低下，骨粗鬆症
内分泌系	無月経，皮膚乾燥，浮腫
中枢神経系	睡眠障害，認知・集中力の低下，けいれん，脳萎縮像，脳波異常

（茨城県立こども病院　塩野医師作成）

症などを引き起こし，食へのこだわりや性的関心の低下，集中力や理解力また判断力の低下などを招き，身体的には体温の低下，呼吸や心拍数の低下のほか浮腫などがみられたというものである。そしてこの結果から，摂食障害における心理的症状の多くは低栄養状態に起因する可能性が高いとされるようになってきた。しかし本邦では，この観点から摂食障害を論じた研究はそう多くはない。

　また，飢餓状態は長引くほどに摂食衝動を強く引き起こすとみれば，食のコントロールは次第に困難になり，やがて過食症に移行するリスクが強まるとも考えられる。これについては「体重回復過程で発現する過食行動」の項で触れたい。

事実 6

経過中にみられる「せわしさ」，過活動

ポイント
- ☑ 常にせわしく動き回っている現象。「空元気」。
- ☑ 自己意思での行動もあるが非自己意思でのものも目立つ。
- ☑ 減量運動が加わった例で目立つがそうでない例でもみられる。
- ☑ 過活動も体重回復で改善していく。
- ☑ 過活動は飢餓がもたらす行動特性とみることもできるが詳しいことは不明。

過活動の出現と消失

　　過活動とは AN の経過中にみられ，痩せ細った体でほとんど食べてないにもかかわらず常にせわしく動き回っている現象である。DSM-Ⅳや DSM-5 の診断基準にはないが，以前から「空元気」や「運動促迫」として臨床的特徴のひとつに指摘されてきた。具体例をいくつかあげると，例えば「動いたら痩せるからわざと家の中を駆け回るようにしている」とか「食べてじっとしていると体重が増えて太るんじゃないかと思ってしまう。動きたくなり我慢するのが辛い」，また家族の目には［家ではいつも小走り状態。みていておかしい］とか［家の中ではちょっとの距離でも走ろうとする。これを注

意するとキレる］とか［家事をやりたがり，自分（母親）が
やると怒り出す］など，どちらかというと自らの意思による
強迫的な動きとみられるものと，「どうしても動いてしまう。
体が勝手に動く感じ」とか「自分でもバタバタが止められな
い。なんでバタバタしてしまうのかよく分からない。生活の
リズムが決まっちゃっているからその時間になると自然とか
らだが動いちゃう感じ」，また「よく分からないけどなんか
動きたくなる。（体重が少し増えて）30kg くらいになった頃
からやたらに動きたくなった」とか「なんかどうしても動き
たくなる。動くのを我慢するのがつらい」とか「気がつくと
動いている」といった例のように，自らの意思による動きと
は言い難いものもみられた。なかにはようやく体重を増やす
気になり食べ出したのに，「動いちゃうから太れない，でも
動くのを我慢するのがつらい」という例もあった。

＊

　この過活動の実態について調べた結果（稲沼，2008），対
象とした 32 例のうち 18 例にみられ出現頻度は 56％であっ
た。これを発症前に減量運動（過剰運動）もしていたかどう
かでみると，していた 16 例のうち 12 例（75％）でみられた。
しかしみられなかった例も 3 例あった。その減量運動の例で
ある。「ダンベルも始め，家の周りを毎日 30 分くらい走った」
という例，「食べたらその分消費するという感じで運動して
いた」という例，また「朝から晩まで動いていた。食べない
で動いていたのが癖になった感じ」という例など，いずれも
かなりの運動量だったようである。逆に食事制限だけで運動

はとくにしていなかった例ではほとんどみられなかったが，みられた例も数例あった。

＊

　また，この過活動も体重の回復により消失する傾向がみられた。その例である。体重が35kg付近で［家の中ではちょっとの距離でも走ろうとする。これを注意するとキレる］だったのが38kg付近に回復すると「動きたくなる気持ちが減ってきた」と消失傾向にあり，別な例でも32kg付近で［食べるようになったがやたらに動いている。動いていないと気がおかしくなりそうといっている］，36kg付近でも［家ではいつも小走り状態，みていておかしい］だったのが，42kgにまで回復すると［今までと違ってこの頃リビングで横になってることがある］というように体重が回復するにつれ治まる傾向にあった。

過活動の原因は？

　過活動はANすべてにみられるわけではなく，やはり必須の症状ではないようである。また食事制限に加えて，過度の減量運動もしていた例で出現する傾向にあることから，強迫的に食事制限を続けるうちに肥満恐怖の顕現で食べられなくなるのと同じように，減量運動を強迫的に続けていくうちに，やはり肥満恐怖のためにますます動きが止められなくなってしまうというメカニズムが考えられる。体重の回復に伴い消失傾向にあるのは，やはり肥満恐怖も減弱するからと

みることもできる。しかし，過度の運動をしていなくても出現した例や，「動かないようにしていても自然とからだが動いちゃう」，「気がつくと動いている」といった例，また嘔吐回避など痩せ願望以外を不食の動機として発症する摂食障害（第Ⅱ部の3参照）でもみられ，こうした例も体重が回復することで治まる傾向にあることから，このようなメカニズムだけで説明するには無理があるように思われる。食事制限と不安徴候が相乗効果的に身体の活動性を高めるとする報告（Holtkamp K. et al, 2004）もあり，やはり飢餓がもたらす行動特性も関与しているように思われるが詳しいことは不明である。

事実7

体重が回復すると症状は改善する

ポイント

☑ 体重が回復するにつれ症状は改善していく。

☑ 肥満恐怖が減弱していくメカニズム。

☑ 身体状態と心理状態は相互に影響し合いながら改善していく。

☑ 体重が増えない限り心理状態は改善しない。

☑ 身体状態が心理状態に及ぼす影響はかなり大きい。

☑ 症状の改善で家族関係も改善する例が少なくない。

☑ 信頼関係を築きながら体重を回復させていくことが治療の基本。

☑ リフィーディング症候群について。

症状の改善

　　ANの症状は，体重が回復するにつれ改善していく（稲沼，2000a，2002a，2014）。筆者はこれが最も重要なエビデンスとみている。まずは論より証拠で，肥満恐怖を中心とした心理的症状が改善していく様相をみていただきたい。以下（　）内の数値は，体重の増減値で最減少時を基準としている。

【症例1】12歳女子

　　発症後に最も減少したときの体重（以下，最減少体重）は

34kgであった。「（＋0.0kg）人より食べ過ぎることが怖い，太ることが怖い，本当のところどのくらい痩せているのか分からない，お腹はすかない」，［（＋0.1kg）食べたくないと言って泣き騒ぎ，泣きながら食べ始まる］，「（＋1.8kg）頑張って食べているが，食事中は泣き出し怒り出す。どうしてもやってしまう」，「（＋2.3kg）食事の前になると泣きそうになるけどなんとか抑えられるようになってきた」，「（＋2.6kg）お腹すくようになってきた。前はときどきしかすかなかったけど，でも病気を治すためにまだ仕方なく食べている感じ」，［（前同）残していい？　とは言わなくなってきた］，「（＋3.7kg）祖母の家で食べたご飯が180gだった。結構食べられるんだなと思った。今の160gは多いとは思わなくなった，（体重増加に対する怖さは）今はそんなにない。説明を聞いてからは体重増えることより減ることを心配する」，「（＋4.0kg）食べた後でおなかが張るのが気になる。このとき（体重を増やすことへの）気持ちが変わっちゃう」，「（＋5.1kg）食べるときのためらいも泣き出すこともなくなった」，「（＋5.3kg）食べてお腹が出てもまあしょうがないという気持ち，180gのご飯にはもう慣れた。でもいつもよりたくさん食べたときは何となくしっくりしない感じ」，「（＋6.0kg）体重増えることは気にはなるけど恐怖感ほどではない。減っちゃいけないと思っている。運動したときは食べる量をちょっと増やすようにしている」，「（＋7.8kg）今の体型は結構いい感じと思う」，「（＋10.2kg）（体重や体型は）普通だと思う」，［（前同）最近体重計にのっていない。体重のことより身長を伸ばすことを考えているみたい］。

【症例2】13歳女子

最減少時体重32kg。「(＋0.2kg) 食べ始めるまではためらいがある。40kgになると思うとちょっと怖い」,「(＋1.3kg) 昼食はちょっと抑えている感じ」,［(前同) 白いご飯は抵抗があるようで毎回必ず多いという。少し減らしてやると安心するのか食べる。この頃は減らす分だけ多くつけて出す。ご飯だけはまだ1回に口に運ぶ量が少ない」,「(＋1.8kg) 体重を増やそうと思ってるけどどうしても見た目少ない方をとってしまう」,「(＋2.2kg) 自分の食べる量が多いんじゃないかと思ってしまう。体重を上げなきゃいけないことは分かっているのに人の食べる量がどうしても気になる。でも痩せ具合は今になってやっと分かってきた感じ，鏡見るのが嫌」,「(＋3.0kg) この頃疲労感がとれてきた。友達とお菓子を一緒に食べられた」,［(前同) 食べ物の量を見比べることはまだある。食べる量の感覚がまだわからないみたい］,「(＋3.6kg) 食べる量は今回意識的に増やした。母親が食べないと安心して食べられないという気持ちも減ってきた。動きたくなることも減ってきた」,「(＋3.9kg) 自分でも前よりよくなったような感じがする。食べられないのは実際に苦しいのと恐怖感とどっちも」,「(＋5.2kg) 前だったら絶対だめとなっていた量も食べてもそう太らないと分かってきた。チョコも一口でも食べたら太ると思っていたのが一口ぐらいなら平気になった」,「(＋5.5kg) 体重が増える前は100gでも増えるのはとんでもないと思っていたが今は大丈夫。増えてみるとこっちのほうがいいやと思えるようになった。気持ちも前に比べて落ち着いてきたと思う」,「(＋8.1kg) 体重増えることに対し

て警戒心はあるが恐怖心まではない」，「（＋9.9kg）治療の
はじめに思ったときの42kgより今の42kgの方がいい。な
んでそんなにこだわっていたのかと思う。体重計は気になら
なくなった」。

【症例3】14歳女子

　最減少体重31kg。「（＋0.0kg）体重が200gでも増えると
怖い，食べようとしてもブレーキがかかってしまう」，［（＋
0.9kg）文句を言いながらも出されたものはなんとか食べて
いる］，「（＋1.2kg）（前回より体重が減ってしまったことで）
どうして減ったんだろう，おやつも意識して食べたのに」，
「（＋2.2kg）今回はやばいと思って食べた。でも口に入れる
まではとまどいがある。でも体重が減ってうれしいとは思わ
なくなってきた」，「（＋2.7kg）以前は体重のことを気にし
出すと勉強が手につかなくなったが今はそれほどでもない」，
［（＋3.7kg)取り分けてやれば肉も食べるようになった］，「（＋
5.1kg）体重が増えることの恐怖感は出たり出なかったり，
今はそんなでもない。でもカロリーに対するこだわりはまだ
抜けない。反射的に（食品表示の）ラベルを見てしまう。み
ないと怖いから，つらい」，「（＋4.7kg）食べてから，あっそ
ういえばカロリー計算，となることもでてきた」，「（＋6.3kg）
まだ太ることが怖い。でも揚げ物が食べられるようになっ
た」，「（＋6.9kg）食事を減らそうとは思わなくなった。カ
ロリー計算はやらないとかえってこだわってしまうのでやっ
てしまう。でも得られた数値は高くてもそのときだけ」，［（＋
8.5kg）この頃食べ物についていろいろ言わなくなってきた。

体重も量ってないみたい」,「(＋8.4kg) 体重は量っていない。体型がつかめないこともない」。

＊

　どうだろうか。体重が増えていくにつれ肥満恐怖や体型の感じ方の障害，痩身追求の強迫的なこだわりといった心理的症状が減弱していく様子がおわかりいただけると思う。

　ここである 8 症例の主な心理的症状について体重が最も低かった頃とほぼ回復した付近の様子を対比させた表をあげておく（表 2 から表 7）。程度については 3 段階評価（＋：みられる，＋／－：いくらかみられる，－：みられない）であった。（稲沼，2002a：Anorexia Nervosa の体重回復に伴う心理的徴候の変化．児童青年精神医学とその近接領域，43；245-259．より）

　体重が回復するにつれ，肥満恐怖をはじめとした AN の心理的症状が改善していく傾向は，筆者が経験したすべての例でみられた。また強迫的心性も体重がある程度増えてくると和らぎはじめ，それまでまったくと言っていいほど「聞く耳もたず」だったのが少しは耳を貸すようになり，心理的アプローチはそれまでに比べるといくらかしやすくなりだした。強迫的な痩身追求行動も肥満恐怖が減弱し出すのと相まって改善傾向が目立ってくる。前出の症例のように例えば「最近，体重計にのっていない」とか「チョコも一口でも食べたら太ると思っていたのが一口ぐらいなら平気になった」とか「食べてから，あっ，そういえばカロリー計算，となることもでてきた」などのように弱くなっていく様子がうかがえた。

表 2 肥満恐怖

症例	体重最減少時付近	程度	体重回復時付近	程度
1	「食べようとすると太っちゃうんじゃないかと思ってしまう，怖くて食べられない」	+	「太ることへの恐怖感はまだあるが，体重が戻ることに対しては別に何とも思わない」	±
2	「体重が増えたら頬が膨らむのではないか，絶対嫌だ」，「体重計は怖くてのれない」	+	「これ以上太りたくないというのはあるけど，痩せたいというのはもうない」，［今の体重にそれほど抵抗ない様子だ］	±
3	［食べ物を口にもっていけない様子だ］，［ここ最近おびえたように『食べると太る』と連発］	+	［夕食だけはまだ『太るから』と自らは食べようとしないが，強制すれば仕方なさそうに食べるようになった］	±
4	［食べない，食事の度にイライラ，家族の食事を分けたがり，自分のは一番少ないものをとりたがる］	+	「太ることへの恐怖はほとんどない」	±
5	「食べようとしても食べられない，ここまで箸をもっていっても食べられない」，「体重が気になる」，「（体重を）増やすのに抵抗がある」	+	［体重もあまり気にしなくなった，家では量っていない］，［階段の昇降は 30 分くらいやっているが，終わった後で菓子を食べている］	±
6	「一口でも食べると太ってしまうんじゃないかと思って，怖い感じ」，「（食事には）怖くて手が出ない」	+	「いくらかはある」，「でも怖くて食べられないということはもうない」	±
7	「姉と同じものを同じ分だけ食べる分には安心できるが，別のものだと体重が戻ることへの恐怖感がある」，［口に入れるも食べられず，ティッシュにくるんだりしている］	+	「肥満恐怖は少しあるがそう強くはない」，「怖かった油脂分も平気になった，この前とんかつを作って食べた」	±
8	「（太ることへの）恐怖感も時々ある，過食に対する不安みたいなもの」，［指導されたように，取り分けて一人前を与えると嫌がる］	+	「これ（44.0kg）以上体重が増えることには不安」，［しっかり食べている］	±

表3 体重や体型の感じ方の障害

症例	体重最減少時付近	程度	体重回復時付近	程度
1	「痩せてはいると思うが異常な程とは思わない」	+	「痩せ具合はよく分からない，特に足の太さが」	+
2	「体重も異常に減っているとは思えない」，「どうしても顔が太って見えちゃう」	+	［（体重やスタイルのことで）前みたいに泣き暴れることはなくなった］，「顔は友達よりいくらか大きく見えるような気がする」	±
3	［太ったと思い込んで泣いて暴れて新聞紙を引きちぎったりする］，［髪の毛が抜けた，禿げたと思い込んでいる］	+	［38kgになったが前のようなパニックにはならなかった］，［髪の毛が抜けたと騒ぐことはまだあるがすぐに治まるようになった］	±
4	「痩せ具合は良く分からない，自分が異常かどうかも分からない」	+	「今（40.6kg）の痩せ具合，それ程抵抗ない」	±
5	［体重は戻さない，治す気はないといっている］	+	［体重のこともそれほどは気にしなくなったようだ］	±
6	「太っているような，いないような，よく分からない」，「鏡に映してみてもピンとこない」	+	「顔のこと（膨らみ）は気にならなくなった，でもウエスト（の太さ）はまだ気になる」	±
7	（不明）		（不明）	
8	（不明）		（不明）	

事実7 体重が回復すると症状は改善する 61

表4　食へのこだわり

症例	体重最減少時付近	程度	体重回復時付近	程度
1	「お菓子を買いたくなる，いっぱい食べたくなっちゃう」，［調理したがる］	+	「食べ物のことを考えなくなった」	−
2	「入院中（1週間前）は朝から晩まで食べ物のことを考えていた」	+	［最近，食材の買い物についてこなくなった］	−
3	「食べたいと思うけど食べられない」，［食べないのに食品売場の試食販売は自ら手を出す。隠れ食いもあるようだ］	+	［隠れ食いはまったくみられなくなった］	−
4	［いつも料理の本ばかり見ている］	+	［菓子がその辺においてあっても気にならないようだ］，［夕食以降の菓子の過食がなくなった］	−
5	［自分の部屋に入っていれば食べ物のことを考えずにすむと言っていた］，［（母親に）食べ物を自分の目に付かないところにしまうよう指示してくる］	+	［菓子類の衝動買いもなくなった］，［（出しておくと不機嫌になるので）食べ物を隠していたが，必要なくなったのでやめた］	−
6	「ほとんどいつも食べたいという衝動がある」，［スーパーに行くと食品をいろいろ手に取り食べたそうに見ている，店員がどう見ているかこちらが気がかり］	+	「食べ物のことばかり考えているというのはもうなくなった」，［（食べ物に対して）以前のようなことはもうみられない］	−
7	「9月の頃からいつも食べ物のことばかり考えるようになった」，「自分の中では食べたくて」	+	「体重が低かったときには食べたいと思うとそれしかみえなかったが，今は食べ物にこだわらなくなった，自然に口に運べる感じ」，「食べたい気持ちに駆られることはない」	−
8	「食べ物の夢ばかり見ていた」	+	［間食することもほとんどない］	−

表5 メソメソ感

症例	体重最減少時付近	程度	体重回復時付近	程度
1	［食事になるとメソメソし出す］	+	「メソメソしなくなった」	−
2	「食べた後の後悔はだいぶしんどい」	+	「最近は食べても後悔しなくなった」	−
3	［毎晩のようにメソメソ泣き出す］	+	［メソメソしなくなった］，［カラオケで歌うようになった］	−
4	［夕食後機嫌が悪くなり泣き出すことが多い］	+	［このところ不安定さがみられない，よく喋るようになった］	−
5	［食べると後悔するようだ］，［この前レストランでケーキを30分もかかってやっと注文した，注文するまで何度もメソメソ泣いていた］	+	［気分は明るいほう］，［歌をよく歌うようになった］	−
6	「食事になると（気持ちが）暗くなる」	+	［もうみられなくなった］	−
7	「この頃いつもメソメソしている」，「昨日何だかわかんないけど悲しくてずっと泣いていた」	+	［メソメソすることやイライラしている様子はない，落ち着いてみていられるようになった］	−
8	「過食症みたいに食べ過ぎたあとは惨めな気持ちになる」	+	［だいぶ明るくなった］	−

事実7 体重が回復すると症状は改善する　63

表 6　イライラ感

症例	体重最減少時付近	程度	体重回復時付近	程度
1	「食事が近づくと気が重くなる，イライラしてくる，メニューがやたら気になり出す」，［ご飯の支度が遅いと怒り出す］	＋	「食べるときのイライラはない」，［怒りっぽくはなくなった］	−
2	「食後に食べちゃったどうしようといったイライラがひどい」，［家では食べることに関して当たり散らす，手がつけられない］	＋	「たまにはあるがこの頃は自分で抑えられる」，「最近はお母さんに文句を言わなくなった」	±
3	［昨日夕食出したら，いきなり『あっちへもってけー』と怒鳴りだした］	＋	［機嫌のいいときには自ら食べるようになった］	±
4	［短気になり，言ったことを聞き返すと怒るようになった］，［脂肪分の高いものを除いたり，パンを細かくちぎってこねくり回し，食事中イライラしている］	＋	「イライラしない」，［夕食時の怒りっぽさがとれた］，［落ち着いて食べるようになった］	−
5	［炊き上がったばかりのご飯を床にぶんまき，スープは流しに捨ててしまった］	＋	［イライラしている様子はみられない］	−
6	「夕方になるとイライラする，当たり散らしたい感じ」，［食事になると顔色が変わる，黙りこくって怒ったような顔つきになる］	＋	［食事に関してはみられなくなった］	−
7	「些細なことで怒りだしてしまう」，［昨晩，炊飯器を床にたたきつけて壊した］	＋	「イライラは普通の生活でもなくなった」，［メソメソすることやイライラしている様子はない］	−
8	「まずいと感じるときはイライラする」，［この頃，食べないこととか体重のことをきくと怒り出すようになった］	＋	「イライラしない」，［怒りっぽくなくなった］	−

64　第I部　摂食障害の代表例，神経性無食欲症(AN)の臨床的事実

表 7　強迫的痩身追求

症例	体重最減少時付近	程度	体重回復時付近	程度
1	「食事が近づくとメニューがやたら気になり出す」,「食べると体重を測りたくなる」,［やたらに動いている，動いていないと気がおかしくなりそうと言っている］	＋	［つけた分は時間はかかるが食べている］,［小走りはまだ多い］,［肉の脂身部分は除く］	±
2	「運動することとか食べることとかもう気になってしょうがない」,「入院中（2週間前）は体重を量っていないと不安だった，毎日でも足りなくて夜中でも目が覚めたときに量っていた」	＋	「これ以上太りたくないというのはあるけど，痩せたいというのはもうない」	－
3	［食べない，甘いものを嫌う，糖衣錠もだめ］,［ひとり分を分け与えて出してみたが，食べなかった］	＋	［昼はコンスタントに食べるようになった，朝も食べ始まった］	－
4	［無意識にカロリーの高い食品を除いている様子，指摘するとハッと気がつく］	＋	［まったくこだわらないで食べている］,［それらしき行動はみられない］	－
5	［魚の脂をティッシュで拭き取ったりとカロリーにやたらこだわる］,［体重を毎日2回計測している］	＋	［朝は普通に食べている，体重も量っていない］	－
6	［この頃，体重を量ってばかりいる］,「どうしても動きたくなる，動くのを我慢するのが辛い」	＋	「お母さんが隣にいると（自分は）食べ物を減らせなくなるから隣にいてもらった方がいい」,「今のスタイル，体重は受け入れられる，ただこれ以上太るのは嫌」	－
7	「体脂肪が気になりどうしても動き回ってしまう」,［万歩計を隠してもまた新しいのを買ってきてしまう］	＋	「体重のことは気にならない，量ってもいない，少しくらい増えても気にならない」	－
8	「どうしてもダイエットに関心がいってしまう」,［肉類は食べない］	＋	「登下校は（病院の指示通り）車で送り迎えしてもらっている」,［しっかり食べている］	－

事実 7　体重が回復すると症状は改善する　　65

また身体的症状も同様で，小児科医によると低栄養状態で
みられる貧血や徐脈，肝機能障害，浮腫，脱毛，脳の萎縮傾
向，無月経などの症状は，やはり体重の回復に伴って改善傾
向がみられるとのことだった。また前述したように，伸びが
止まりかけた身長も早期に暦年齢相応の標準体重もしくはそ
れに近い体重に回復させれば再び伸び始めるという現象もそ
れを示している。

改善傾向の背景に考えられる心理的メカニズムについて

　AN の中核的症状である肥満恐怖が減弱していくメカニズ
ムについて考えてみたい。まず治療における心理的アプロー
チであるが，詳細については第Ⅱ部の2で述べるが，最初に
患児や家族に対して，この低体重の状態をこれからも続ける
ことがいかに危険で不利益ばかりであり，逆に体重を回復さ
せることがどれほど利益をもたらすかについて，十分に時間
をかけて説明し現状態の認識の修正を図り，そのうえで回復
させるための目標体重値を設定，また家族には日常食の半強
制的定量摂食を依頼するというものであった。
　この認知の修正を図りながら半強制的定量摂食で体重を増
加させるという治療的技法は，肥満恐怖に対するエクスポー
ジャー（曝露）的アプローチである。患児たちは，食事が差
し出されるとはじめは決まって強い抵抗をみせ拒否するもの
の，食事の回を重ねるうちに肥満恐怖に曝されながら次第に
少量ずつ口にするようになる。体重の減少に歯止めがかかり
増加に転じるまでには，肥満恐怖の強さや体重減少の程度な

ど心身状態の違いによる時間差はあるが，体重はしばらくしてわずかに増加，以後長い治療的経過のなかで増減を繰り返しながら少しずつ増えていき，それに伴って肥満恐怖も少しずつ減弱していく。この背景には，肥満恐怖に曝されながらも摂食して体重が増えると，恐怖感は増える前ほどではなくなり，増えた体重に慣れだすという心理的メカニズムが働くようである。

　どの例もはじめは強い肥満恐怖でわずかな体重の増加すら拒んでいたのが，次第に体重の増加に慣らされるかのようになっていき，最後には肥満恐怖はほとんど消失し，回復した体重を受け入れるようになる。これはエクスポージャーによる肥満恐怖に対する慣れの効果とみられる。またそこには体重が増えて肥満恐怖が和らげば，その分食べられるようになり，また体重増につながるというように，身体状態と心理状態は相互に影響し合って改善していく傾向もみられる。

　肥満恐怖はこのように，摂食による体重の増加と増加した体重への慣れを繰り返しながら心身相関的にスパイラル的良循環の関係で徐々に減弱していくものと考えられる。また，体重がある程度増えてくると空腹感も戻りはじめ，生物的にも食べることが快につながるような本来の摂食行動が取り戻されていくようで，このことも恐怖感の減弱化を助けるようにみられる。さらに偶発的な契機によって体重を増やす方向に認識が変わり，スパイラル的良循環が強化される様子もうかがえる。例えば「（たまたま 180g の米飯を食べたことで）今の 160g は多いとは思わなくなった」とか「どうして（前回来院したときより）体重が減ったんだろう，おやつも意識

事実7　体重が回復すると症状は改善する　　67

して食べたのに」とか「(たまたま米飯180gが) プレート
に載ったから食べられた」などのように，本人にとって偶発
的で意外と思えたことを契機に認識が変化し，恐怖感がやや
和らいで次の摂食行動につながっていく様子もうかがえる。
さらに体重が増えてくると，「食べる量は今回意識的に増や
した」などのように，自ら体重を増やす行動がみられる例も
ある。これは体重を増やすことに対する認識の変化とみるこ
とができ，それまでの心理的アプローチの効果に加え，病識
も出てきたことも関係していると考えられる。

　また，これはあくまで印象だが，飢餓状態の改善自体が強
迫性や焦燥感，不安緊張感を減じさせる面もあるように思わ
れた。体重が増えて来院したときの表情には落ち着きと明る
さが感じられることが多かった。やはり身体状態が心理状態
に及ぼす影響はかなり大きいようである。このように身体状
態の改善が心理状態を改善させ，さらなる摂食行動につなが
る結果，さらに身体状態が改善するというように身体状態と
心理状態は相互に影響し合ってスパイラル的に改善していく
ようである。患児自身もこうした傾向を次第に理解していく
ようである。

　だから体重増加がいつまでたってもみられないと，心理状
態はいっこうに改善しない。その例を次に示す。

【症例4】15歳女子

　最減少時体重は38kg。「(＋0.0kg) リバウンドの恐怖感が
ある」,「(＋0.1kg) 体重は戻したくないけど戻さなければとは
思っている」,[(＋1.1kg) 今でも食事になると機嫌は悪い],[(＋

2.3kg）出した分のご飯は全部食べている]，「(＋3.3kg）今く
らいの体重がよい」とここまでは増えてきたが，その後再び
減らしてしまい半年経っても最減少時から1.5kgしか増えず
[(＋1.5kg）元（ダイエット前）には戻したくないと言っている]
という状態が続き，9カ月経っても「(＋2.0kg）体重をあげた
くない自分がいる，痩せ具合はよく分からない」という状態が
続いた。この間，心理的症状はほとんど改善がみられなかった。
しかし11カ月後くらいからようやく体重をあげる気になり，
やっと4kg増え「(＋4.0kg）太っているとは思わない」となり，
その半年後には8kg増えて「(＋8.3kg）気持ち的によくなった，
体力をつけなければ」，[(前同）イライラもしていない，揚げ
物も食べている]となった。やはり認知修正のもと食べて体
重が増えれば，症状は改善する傾向にあるといえる。
　じつは体重が回復して症状が改善し出すと家族関係も改善
する例が少なくない。以下はその例である。

【症例5】14歳女子

　最減少時体重29kg。[(＋0.9kg）油脂分を避ける話題にな
ると怒り出す，親の方もついイライラして家族の雰囲気が険
悪になる。毎晩こうだ]，[(＋1.9kg）摂食量は増えてきた
が食事前はいつもイライラしている]，[(＋4.7kg）出され
る食事に対する文句がいくらか少なくなった。体重が増えて
きていることに以前ほどの不満感はなさそう]，[(＋6.6kg）
最近食事の時間にこだわらなくなってきた。少しくらい遅く
なっても怒らなくなってきた。体重が増えてきてからこだわ
りが減ったようだ]，[(＋10.3kg）目に見えて穏やかになっ

てきている。家族との言い争いが減った]，「(＋ 11.1kg)（発
症して体重が低かった頃を振り返って）やっぱり病気だった
と思う」，［(前同) ティッシュで油脂分を拭き取ることもみ
られなくなった]，[(＋ 12.2kg) 家族とのトラブルがなくなっ
た]，「(＋ 16.4kg)（今の状態）いいと思う。集中もできるし，
（低体重だった頃について）なんか自分じゃない感じだった。
もうあの頃には戻りたくない」

体重を回復させることの大切さ

　やはり低体重，低栄養状態を改善させない限り，心理状態
の改善は見込めないようである。だからまずは，体重を増や
すことが優先される。これもひとつのエビデンスとみられる。
本邦で AN について最初に論じたとみられる梶山 (1959) も，
AN の治療は「第一には栄養状態改善のためにあらゆる手段
がとられるべきで，そのうえで精神療法を加えられるべき」
と述べていた。まずは栄養状態の改善すなわち体重を回復
させることの必要性を 60 年も前に指摘していたわけで，敬
服するばかりである。「健全な精神は健全な肉体に宿る：A
sound mind is found in a sound body.」の通り，身体状態が
心理状態に及ぼす影響はかなり大きい。先にも述べたとおり
体重の回復で摂食行動や身体的症状，成長抑制現象なども改
善していく。やはり患児や家族に寄り添い，不安感を受け止
め，信頼関係を作りながら体重を回復させていくことが，治
療の基本と考えられる。
　なお，AN の回復においてリフィーディング症候群が問題

70　　第 I 部　摂食障害の代表例，神経性無食欲症 (AN) の臨床的事実

となるが，筆者の経験では医師がそれを指摘した例はなかった。体重回復のためのエネルギー摂取は各家庭におけるごく普通の食事でなされ，中心静脈栄養や高カロリー輸液はほとんど実施されなかった。したがって通常範囲の経口摂食量であれば，身体が自らホメオスターシス的機能を働かせながら徐々に栄養を回復させる方向で消化吸収させていくのではないかと考えられる。また患児のブレーキをかけながらの食べ方も，食べ過ぎないという意味ではプラスに働くようである。入院した重篤例では中心静脈栄養や高カロリー輸液が実施された例があったが，それで体重が増えた例はほとんどなかった。ヒトという動物にとって経口摂取がいかに意味あるものかを痛感した。

　かつて体重を増やすことをかたくなに抵抗していたあるAN患児の治療方針をめぐって，「体重を増やすことがそんなに大事なんでしょうか」と言ってきた医療スタッフがいた。その人は，「本人は体重を増やすことをこんなにも嫌がっている，体重を増やすことよりももっと本人の安心につながるようなことを検討すべきではないのか」とのことだった。「気持ちは大いに分かるが，その子の心理状態は体重が増えない限り改善しない」とコメントさせていただいたが，納得されない様子だったことを覚えている。このときは科学的に確立されたエビデンスがもっとあればと痛感した次第であった。

　繰り返しになるが，ANは体重が回復すれば心理的にも身体的にも症状が改善するという臨床的事実は，最も重要なエビデンスと考えられる。やはり治療の基本的目標は，患児たちと信頼関係を構築しながらの体重回復にあるといえる。

事実 8

体重はスムーズに増えるわけではない

ポイント

☑ 体重は増減を繰り返しながら増えていく。

☑ 食べて動かないようにしていてもなかなか増えなかったり，あるとき急に大台に乗ってしまったりすることもある。

☑ こうした現象は肥満恐怖の再燃につながることもあり，きめ細やかな対応が必要。

☑ 身体には体重をある一定幅に保つような自動制御機構があるように推測される。

体重の回復の仕方

　　体重回復に向けてしっかりと食べてあまり動かないようにしていても，体重はスムーズに増えていくわけではない。食べたり食べなかったりの影響もあると思うが，短いスパンでみると体重は食べたら食べただけ増えるというものでもなく，増減を繰り返しながら階段的に増えていく。以下の図6から図9は，体重が回復した例の体重最減少時から回復までの体重値をできるだけ細かくプロットしてみたグラフである。横軸の目盛の単位は1月である。

　　体重は増減を繰り返しながら回復していく様子がおわかり

72　第Ⅰ部 摂食障害の代表例，神経性無食欲症(AN)の臨床的事実

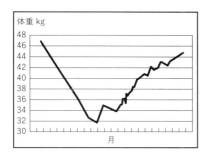

図6　14歳女子

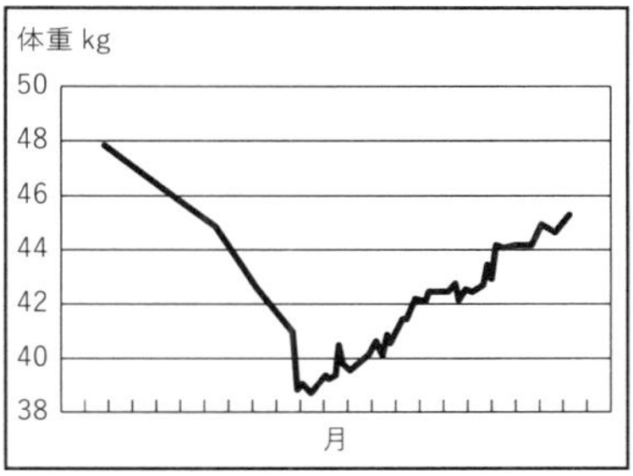

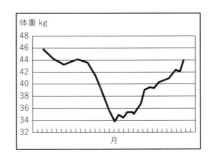

図7　15歳女子

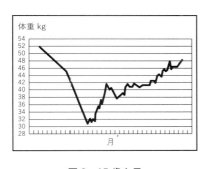

図8　15歳女子

図9　15歳女子

稲沼邦夫（2002a）：Anorexia Nervosaの体重回復に伴う心理的徴候の変化．児童青年精神医学とその近接領域，43；245-259．より

いただけると思う。このような経過をたどるから，ちゃんと食べて動かないでいるのに増えなかったり，菓子を多めに食べてしまっても増えるどころか減ってしまったりすることさえある。この意味ではこの現象が肥満恐怖と戦って食べている患児の安心材料になることもある。例えば「動かないようにしてちゃんと食べていたのにさっき計測したら減っちゃっ

事実8　体重はスムーズに増えるわけではない　　73

た，なんで？」とか「昨日お菓子を少し多く食べちゃったの
に，今量ってきたら増えてなかった」と半信半疑で妙な安心
感を覚えた患児もいた。こんなきっかけから肥満恐怖が和ら
ぐ場合もある。逆にいつも通りの食べ方動き方でやってい
るのに急に大台に乗ってしまうというときもある。例えば
39.8kgからできれば避けたかった40kgになった場合である。
こういうときはだいたい決まって肥満恐怖が再燃し，摂食量
が再び減ったりして，以降の体重増加がしばらく足踏み状態
になったりする。だから，このような現象を踏まえたきめ細
かなサポートが重要になってくる。

　なお，グラフの左端はダイエット開始時でありそこから最
減少に至る経過はなだらかに描かれているが，これはデータ
が少ないためで，おそらく実際にはこの経過も減ったり減ら
なかったりを繰り返しながら，徐々に減少していったのでは
ないかと思われる。おそらく，身体には体重をある一定幅に
保つような自動制御機構があって，それが働いているように
推測された。

事実 9

体重が回復していく過程で発現する過食行動

ポイント

☑ 食べ始まると止まらなくなり，過食してしまう現象がみられる。

☑ 引き起こしているのはかなり強い摂食衝動とみられる。

☑ 体重の回復過程でみられ，体重回復で消失する。この意味では一過性である。

☑ 肥満恐怖が再燃するやっかいな現象。

☑ この衝動は過食症に対してハイリスク。

☑ 定量摂食を維持しながらの体重回復が重要。

☑ 治療開始時以上の手厚いサポートが必要。

止まらない食欲

体重の回復過程で過食行動がみられることがある（稲沼，2013）。例えば，「食べ始まると止まらなくなる，どんどん食べてしまう，食べるのを自分で止めるのが難しい」といった内容で，結果的にかなり食べ過ぎてしまう行動である。この行動は，体重増加につながる反面，肥満恐怖をさらに強め体重回復を困難にさせることが少なくない。

まずはその例である。例によって，「　」内は本人の言動，［　］内は家族の言動で，（　）内の数値は体重の最減少時か

ら当該言動がみられた時点までの経過月数と体重の増減値である。まず11歳女子の例。「食べ出すと止まらなくなる，満腹感があっても食べちゃう（9カ月，＋13.6kg時点）」，その家族は［給食は食べ始まると人のまで欲しくなるのが恥ずかしくて食べないようだ］と話した。12歳女子の例では，「食べ出すとどんどん食べてしまう。食後であっても台所に行ってしまう（1.5カ月，＋7.0kg時点）」。別の12歳女子の家族の話，［食べる前は自分の分を人に分けたりするのに，食べ出すと止まらなくなるようだ（0.5カ月，＋0.5kg時点）］。もう一人12歳の女子，「夕食のとき食べ出すと止められなくなる。1回食べ出すとどうせだから食べちゃえと思ってしまう（0カ月，0kg時点）」。14歳の女子，「今，食べたくて仕方がない。あたしの胃袋どうなっているのか(6カ月，＋8.3kg時点)」。もう一人14歳の女子では，「食べ始まるともっと欲しくなる（3.5カ月，＋9.0kg時点）」と言い，その家族は［夕食を食べたのにまた夜10時頃ご飯を食べていた，指摘したら怒りだした］と言ってきた。最後に15歳の女子の例では，「おかずを食べるのが止まらなくなる。頭ではわかっているけど抑えられない（0.5カ月，＋6.0kg時点）」といった様相である。

過食行動の出現と消失

　このような過食行動について調べたところ，対象としたANの約60％にみられた。過食行動は概ね，体重が最も減少した付近からやや増加した付近で出現し，体重増加に伴い

顕著になり，さらなる体重の回復で消失する傾向にあった。

　その様相を以下に示す。（　）内の数値は前出と同じ。

【症例1】11歳女子

　[（4カ月，＋9.0kg時点）最近太ることを気にしてまた食べないときがある，説得しながら少しずつ食べさせていくと今度は底なしのように食べてしまう]，[（5カ月，＋10.4kg時点）（夕食時に）もっと欲しいと要求してくるので，ダメと言ったら怒って暴れた]，「（9カ月，＋13.6kg時点）食べ出すと止まらなくなる，満腹感があっても食べちゃう」，[（前同時点）給食は食べ始まると人のまで欲しくなるのが恥ずかしくて食べないようだ]，「（10カ月，＋14.8kg時点）（過食傾向は）少しある」，[（11カ月，＋16.0kg時点）普通に食べられるようになってきた，過食はみられない，おさえられるようになったみたい]，[（13カ月，＋18.2kg時点）普通に食べている]。

【症例2】14歳女子

　「（5カ月，＋6.9kg時点）この頃，食べたい食べたいで食べてしまう，お腹一杯で死にそうなのに食べちゃう」，「（6カ月，＋8.3kg時点）今，食べたくて仕方がない，あたしの胃袋どうなっているのか」，「（6.5カ月，＋8.7kg時点）もっと食べたくなるが，我慢して箸を置く」，「（10.5カ月，＋11.7kg時点）以前は食べなきゃならないと思うといくらでも食べられた，最近はもうこれくらいでいいと思えるようになった」，「（13.5カ月，＋12.1kg時点）食べ出したら止まら

ないということはない」，「(15.5 カ月，＋11.0kg 時点) 食欲
がそんなに強くなくなった，前は果てしなくあったのに，普
通の量でお腹一杯を感ずるようになった」。

【症例 3】14 歳女子

「(2 カ月，＋2.8kg 時点) この前，家に誰もいなかったと
きすごく食べたい衝動に駆られて，1 時間くらい菓子を食べ
続けてしまった」，「(3.5 カ月，＋9.0kg 時点) 食べ始まると
もっと欲しくなる」，[(前同時点) 夕食を食べたのに，また
夜 10 時頃ご飯を食べていた，(定量摂食と聞いていたので)
指摘したら怒りだした]，[(4 カ月，＋12.2kg 時点) 夕食以
降の菓子類の過食は減ったみたい]，「(5 カ月，＋13.4kg 時点)
食べたりなさが残ることはなくなった」，[(前同時点) 落ち
着いて食べるようになった]，[(8 カ月，＋17.2kg 時点) 食
事はごく普通の量をまったくこだわらないで食べている]。

＊

以上のように，体重の回復過程で発現した過食行動は体重
が回復していけば消失する傾向にある，つまり体重の回復過
程で一過性にみられる現象で，これもひとつのエビデンスと
いえる。参考までにグラフ化したものを例示(図 10 から図
12)しておく。

過食衝動のコントロール

過食行動が消失した例は，家族による半強制的定量摂食が

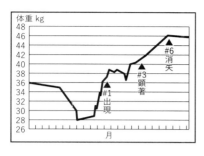

図10　11歳女子例

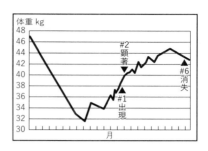

図11　14歳女子例

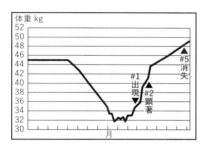

図12　14歳女子例

稲沼邦夫（2013）：Anorexia Nervosa：体重回復過程でみられた過食行動に関する一考察．児童青年精神医学とその近接領域，54；1-13．より

毎食なんとか維持され，体重の回復につながった例であった。体重の回復で治まるということは，飢餓状態が改善すれば治まるということになる。過食行動を引き起こすものは，通常の食欲というよりはかなり強烈な摂食衝動もしくは過食的衝動と呼べるようなもので，おそらく理性でコントロールすることはかなり困難な衝動とみられ，患児の言動からもその強さがうかがえる。

*

　先にも述べたように，強迫的ダイエット行動が長期に及んで慢性的な飢餓状態になると「食へのこだわり」がみられるようになるが，この現象は身体が生命を維持するために，なんとか栄養を取り込ませようと意識に働きかける仕組みとも考えられる。自覚的には強い摂食衝動と感じられるものかもしれない。ある患児の「ほとんどいつも食べたいという衝動がある，でも太ることが怖くておさえてしまう」という言動からもうかがえる。

　また繰り返しになるが，過食行動は体重が最も減少した付近からやや増加した付近でみられる傾向にあった。ということは，栄養状態がごくわずかに改善するとみられる現象ともいえる。飢餓にあえいでいた身体にとって，食物がいくらかでも入ってわずかに満たされるようになると「よし，一気に元に戻そう！」となってもおかしくない。この過食行動については，花澤（2000）も「多食傾向」と呼んで，ANの経過中に現れ疾患の回復につながる現象と位置づけ，体重回復に伴い緩んでいくことなどから，長期化した飢餓状態による生物学的必然ととらえている。すなわち，体重回復過程でみられるこの過食行動は一種の生物的反応で，いわば飢餓状態を早く脱却し身体機能を元に戻そうとする現象，いわゆる「キャッチアップ現象」（追いつき現象）とみることもできる。それは，身体機能に備わっているとみられる生命体維持の自動制御システムの現れととらえると，ある程度納得がいく。

＊

　しかし，それまでわずかながらも肥満恐怖が減弱傾向に
あった例では，この過食的衝動によりその恐怖が再燃し，再
び食事制限に走ってしまう例や，逆に衝動のまま思い切り食
べてしまい，今度は肥満恐怖からそれを自己誘発嘔吐などの
形で排出するようになる例もある。先に紹介した小説『スケー
ターワルツ』の主人公やチェリー・ブーン・オニールによる
自叙伝でもみられる。この過食衝動をコントロールできるか
どうかは，ひとつには患児の理性やストイック性の強さが影
響しているように思われる。理性などが強ければ衝動はある
程度押さえ込むことが可能で，日々の定量摂食を続けること
ができ，結果として栄養状態が徐々に改善し，過食衝動は生
物的に必要性がなくなり治まっていくとみられる。しかし，
理性やストイック性が弱く病前性格における「完璧性」とか
「all or nothing」的な面が強ければ，「1回食べてしまえばも
うおしまい，こうなったら思う存分食べてやれ」的な気持ち
が働き衝動のままに食べてしまい，そのあと肥満恐怖から自
己誘発嘔吐や下剤使用に走るようになることもでてくる。食
べても排出されてしまえば依然として飢餓状態のままで，過
食的衝動はいっこうに治まらない。この衝動による過食行動
は，排出することを覚えてしまうと繰り返され易く次第に
習慣化し，やがて過食症（神経性大食症：Bulimia Nervosa）
に移行していく可能性が十分考えられる。筆者は，この現象
が過食症の発症誘発因子のひとつではないかと考えている。

事実9　体重が回復していく過程で発現する過食行動

＊

　だから，この段階での心理的サポートは，治療を開始する
ときと同等もしくはそれ以上の手厚さが必要になってくる。
食べたくなくても，逆にもっと食べたくなっても体重が回復
し安定するまでは定量摂食を続けていくこと，これが摂食行
動を元に戻す確かな方法と考えている。体重回復を目標に，
これまでどおり定量摂食等をやっていけば必ず治るという
メッセージを患児や家族に繰り返し送り続け，温かく見守り
ながら，しかし決して振り回されないようにサポートしてい
くことが重要に思われる。肥満恐怖にせよ過活動にせよこの
過食的衝動にせよ，いずれも AN の症状回復につながる体
重の増加を妨げる徴候であるが，なんとかフォローしながら
微々たる量でも体重増を稼ぎ出すことで，スパイラル的に軽
減していくとみられる。

第II部

・

神経性無食欲症(AN)の
臨床的事実を踏まえて

1

臨床的事実としての発症経過，発症契機，発症前の性格傾向が意味するもの

ポイント

- AN の発症様相や臨床像は強迫性障害に類似。
- AN は痩身追求という強迫行動の囚われ現象，制縛化現象とみることができる。
- 強迫的性格傾向をもった人の意図的不食行動は発症のリスク要因。

「反射的こだわり行動」への過程

　　臨床的事実としての発症経過，発症契機，発症前の性格傾向が意味するものは何だろうか。経過を臨床的事実に沿って整理してみたい。まず痩せ願望からダイエットという意図的不食行動が開始される。これが発症の契機である。主食を減らしたり菓子類をやめたり脂肪分の除去にこだわったり運動したりと，それぞれ思い思いにダイエット行動にこだわり始め，日夜ストイックになされていく。

　　このダイエット行動には，元来の強迫的な性格傾向が関与している。痩身追求行動は，几帳面さも手伝って手が抜かれることはほとんどなく，「完璧主義」的に「もっともっと」と次第に強迫性を強く帯びていき，体重が減少し半飢餓状態

になるに従い強迫的心性が高まっていく（稲沼, 1994）。身も心も次第にこの強迫的な痩身追求行動に慣れだし, 少しずつ痩せてきたのを実感するなかで達成感や爽快感を感じるようになる。この感覚も手伝って痩身追求行動は「この辺でもうやめておこう」とはならず, さらに「もっともっと」とエスカレートしていく。

　しかし, 次第に空腹感は鈍くなり食欲が感じられなくなる。この空腹感の鈍化には, 食べて消化し排出するといった一連の食行動の減少に伴う摂食関連器官の退行現象なども関与していると推測される。そして, 体重がさらに減少するとそれまでの爽快感は影を潜め, 次第に抑うつ感が目立ってくる。これには, 先にも述べたミネソタ実験や下坂（1961）も指摘しているように, 身体の飢餓化による低栄養状態も関与しているとみられる。

　痩身追求行動はそれでも緩まず, 体重は顕著に減少していく。次第に「食へのこだわり」が出現する。この段階になると, 身体はかなりの飢餓に陥って悲鳴を上げているはずで, 「食へのこだわり」は, 身体が自らの生命維持のためになんとか「摂食」に駆り立てる一種の「生物的防御反応」とみることができる。おそらく自覚的には, 身体内部から湧いてくるような「衝動」と感じられるものかもしれない。

　そして, この「食へのこだわり」に続いて「肥満恐怖」が発現していた。ダイエット開始以降, 痩身追求行動は強迫的になればなるほど「もし太ったら？」という不安が日々募っていくと考えられる。「肥満恐怖」は, 強迫的心性が高まるなかでそうした不安が次第に恐怖化（不安の汎化）したもの

ととらえることもできる。また，この段階は意識水準での「痩身追求」と身体水準での「摂食衝動」がせめぎ合っているとも推測される。「摂食衝動」が自覚されるようになれば，「もし太ったら？」という不安はいっそう激しさを増すはずで，このことも肥満恐怖の発現に関与しているものと考えられる。また発現時期に多少の個人差はあったものの，この段階で「痩せ具合が分からない」とか「目の前の食事の量が多いのか少ないのか分からない」といった認知的歪み，すなわちDSM-Ⅳでいう「感じ方の障害」が出現していた。

　痩身追求において肥満恐怖に襲われるようになり，痩身追求の手がかりとなる「痩せ具合」や「摂食量」が「確からしさ」をもってつかめなくなればパニック状態に陥り，恐怖を回避するためなんとか「確からしさ」を得ようと痩身追求行動はますますエスカレートしていくとみられる。「痩身追求の激化」がこれに当たる。

　やがて痩身追求行動は，次第に「いつもの時間」，「いつもの場面」になると「いつものようにやってしまう」というように，ほとんど反射化された行動になっていく。「反射的こだわり行動」と呼んだ行動がこれに当たる。反射的こだわり行動は，それまで自らの意思で強迫的にやってきた痩身追求行動に囚われてしまった状態とも考えられる。この行動が出現する背景には，痩身追求行動が激しく繰り返されていくなかで学習強化が働き，行動がなかば「自動化」されてしまうようなメカニズムもあるのではないかと推測される。

強迫性障害との類似性と病識の欠如

　要するに心理面でみると，痩せるために強迫的に食べることをずっと抑えてきたのが，「一口でも食べると太ってしまうんじゃないかと怖い，怖くて食べられない」という肥満恐怖の発現により，今度は食べようとしても怖くて食べられなくなる状態，また行動面でみると，例えば「自分だって辛くてこだわりたくないけど，食事になるとパンの重さを量らないと気がすまなくなるんだ」とか「カロリー計算も辛くて嫌だけど，食事になるとやっちゃう，どうしても止められない」というように，それまで強迫的にずっと続けてきた「痩身追求行動」に囚われてしまう状態とみられる。強迫行動の「制縛化現象」ともいえそうである。

　つまり AN は，痩身化と引き替えに痩身追求行動を意思でコントロールすることが困難になってしまう現象とみることもでき（稲沼，1999a），これは強迫性障害で考えられるメカニズムとよく似ている。例えば確認強迫の例である。毎日大事なところの鍵を掛けるたびにちゃんと掛けたかどうかを確認する。しかし「もし掛かってなかったら」という不安が頭をよぎるようになると，確認行動は強迫的様相を帯びだす。そして行動が強迫的に繰り返されるようになればなるほど，この不安はだんだん般化されて恐怖となり，確認行動は恐怖回避的にどんどんエスカレートしていく。そして次第に学習強化され，反射性を帯びだし，意思によるコントロールが困難になっていく。つまり確認行動に囚われてしまうというメカニズムである。もちろん強迫性障害がこのようなメカニズ

ムだけで説明できるものではないかもしれないが，こうとら
えてみると AN のメカニズムもよく似ている。またこの鍵
の確認では，しまいに鍵のかかった状態を見ても「掛かって
いる」と実感できなくなるような「認知的歪み」も起こって
くるとみられる。これは AN でいえば，毎日のように鏡を
見て体型に強迫的にこだわるうち，痩せ具合がよくわからな
くなるという「体型の感じ方の障害」（こだわった対象の認
知的歪み）と似ている。

　それと「病識の欠如」についてである。最初に紹介した
AN の典型例や，臨床的事実としての発症経過における「身
体像などの認知的歪み」でも具体例を呈示したように，著し
く痩せて AN の症状が出ているにもかかわらず，「自分は病
気だとは思わない」と否定する心理である。ダイエット開始
以降，体重が顕著に減少したあたりからみられ，痩身追求へ
の非常に強いこだわりもうかがえた。これもあくまで私見で
あるが，脳内の情報処理を考えた場合，強迫的心性が高まっ
てあることに対するこだわりが強くなれば，相対的にそれ以
外のことに対しては関心が低下する，つまり精神的な視野狭
窄がもたらされると思われる。精神的視野狭窄は主観性の強
い状態を指し，主観性が極めて強ければそれは自身の状態を
客観的に把握し得ないことになる。つまり痩身追求に強くこ
だわる AN は，次第に自身の状態を客観的にみることがで
きなくなり，病的状態であるという認識が持てなくなるので
はないかとみられる。このように「病識の欠如」も，強迫的
心性との関連でとらえてみると，ある意味当然の心理的現象
とも考えられる（稲沼，1994）。

　　1　臨床的事実としての発症経過，発症契機，発症前の性格傾向が意味するもの

このようにみると，AN（DSM-Ⅳ）は強迫性障害の一類型とまでは言わないにしても，関連性はきわめて濃厚と言えないだろうか。AN は，強迫傾向をもった人の強迫的痩身追求行動がやがて自らの意思でコントロールできなくなる現象，すなわち強迫行動の制縛化現象ととらえることはどうだろうか。そして，身体面からみると明らかに自己誘発飢餓の様相である。

　Rothenberg（1990）は，食に対する強迫的なこだわりや反復的なカロリー計算などを強迫性障害とみたが，他にもAN は強迫性障害と重なるとみている研究者はいる。（Kaye et al.,1991；Rubenstein et al., 1992；Kennedy et al., 1992；Zamboni et al., 1993；Fahy et al., 1993；Rastam et al., 1995；Thiel et al., 1995 など）

　AN の発症契機や発症メカニズムについては，次のように言われている。「ダイエットが初期にみられること以外ははっきりしない，発症メカニズムも判然としない」（Garner, 1993）。しかし一連の臨床的事実は，AN を「強迫」という視点で捉えることができる可能性を示唆しているように思われる。

　AN の発症において，ダイエット行動は「単なるきっかけに過ぎない」との指摘も散見するが，臨床的事実からはむしろ非常に重要なリスクファクターといえないだろうか。

2

エビデンスにもとづく治療的アプローチ

ポイント

- 体重を回復させることが基本目標のひとつ。
- アプローチの基本は認知行動療法と半強制的定量摂食の実施。
- 栄養状態の改善が心理状態の改善につながる。

体重回復を目指すアプローチ

　　AN は，痩せ願望からダイエット行動を強迫的に繰り返すうち体重減少にともなって発症するという臨床的事実，また体重が回復すると症状が改善するという臨床的事実から，治療的アプローチは発症経過を逆に戻す，すなわち摂取カロリーを増やし消費カロリーを減らして，体重を元に回復させることが基本目標のひとつになってくる。症状の改善に体重回復が必要なことは，心理面だけでなく身体の低栄養状態も重視されるようになって，一段と指摘されるようになった（Becker et al., 1999；Walsh et al., 1998；Rock et al., 1996；Beumont et al., 1993；Garner, 1993 など）。またアメリカ精神医学会による摂食障害治療ガイドライン（APA, 2000）でも，体重が回復すれば気分や不安に関する徴候は改善が期待できるとされている。このように体重を回復させることが治

91

療の基本目標のひとつであることは，最近では概ねコンセンサスが得られている。もちろん深刻な心理的ストレス因がみられる例では，体重回復だけでなくその解決に向けたアプローチがなされるのは当然で，そうでない場合でも患児や家族の不安の訴えにはできる限り傾聴し，温かく受け止めるようにすることは言うまでもない。また痩身が賛美されるなかで痩せたくてこうなったのだから，患児たちの「痩せ願望」は共感的に受け止めるようにしている。しかしながら，この痩せ願望から発症して肥満恐怖で食べられなくなっているわけだから，体重を増やすようにもっていくことはなかなか困難である。まず患児本人の認識が変わらないことには，回復にはつながらない。したがって，どう認識を変えどう食べるように促すかが治療のポイントになってくる。以下は，患児や家族と向き合うなかで筆者が試行錯誤的に考えてきたアプローチの概要である（稲沼他，2004c；稲沼，2014，2016）。

治療的アプローチの概要

治療は，基本的には主治医の定期的な診察のもと，認知行動療法と家族（主に母親）による半強制的定量摂食の実施，それと管理栄養士による栄養指導が中心となる。

1．認知行動療法の概要

認知行動療法は，患児や家族が「現在は深刻な病的状態であり，この状態を改善させるには食べて体重を回復させることが必要」との認識をもつように意図したもので，心理カウ

ンセリングに重きをおいたものである。これは臨床心理士（筆者）が担当し，初回時から開始する。

　心理カウンセリングは，患児や家族との信頼関係の構築およびその維持を最優先に，患児や家族の不安や葛藤には極力傾聴し，できる限り患児自身が治療に対して主体性をもつようなスタンスで実施する。初回の面談は，「痩せ願望」やダイエット行動，肥満恐怖などの存否をできるだけ確認しながら，共感的受容的態度で傾聴する。つぎに病識を高めることを目的に，AN の発症機制のひとつのモデル（図 13，稲沼，1999 を一部改変）を呈示し，肥満恐怖で食べられなくなっているメカニズムについて説明する。なお，このモデルは臨床的事実としての発症経過の項で呈示した「AN の徴候の発現様相（図 1）」に「身体像の認知的歪み」を加えてある。この「身体像の認知的歪み」は，発現順に多少の個人差がみられたものの，検討対象とした症例すべてに共通してみられた徴候であり，病識を高め認知の修正を試みるうえで必要不可欠と考えたためである。そして次に，現在の低栄養状態がこれからも続けば，脳や心臓など各臓器に重篤な障害をもたらすだけでなく，低身長や過食症をも引き起こすリスクが高まることを，主治医からだけでなくカウンセリングでも説明する。このリスクを回避するには，低栄養状態の改善すなわち体重回復が必要なことをさまざまな観点から視覚情報化し，PC スライドで呈示しながら丁寧に説明する。

　この認知修正を目的とした呈示情報の一例をあげると，公刊雑誌に掲載されたるい痩著明で経管栄養中の AN 患者とその患者が回復して体重は増えたものの「美女」に輝いた

2　エビデンスにもとづく治療的アプローチ　　93

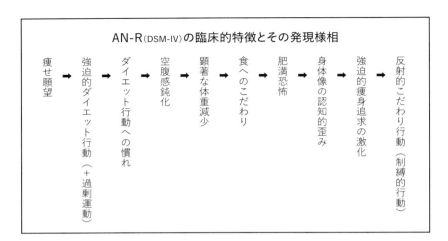

図13　認知修正用呈示情報の例

稲沼邦夫（2016）：こどもの摂食障害：茨城県立こども病院におけるアプローチ，第56回日本児童青年精神医学会　シンポジウム5「小児の摂食障害入院治療における課題と取り組みについて」．児童青年精神医学とその近接領域，57；594-599．より（図13から図16）
AN-RはANの制限型（Anorexia Nervosa Restricting type）

　　　　　容姿を比較した写真や，某著明歌手が元気だったころにANを発症し痩せ細って亡くなる直前の風貌を比較した写真，拒食症や過食症を題材にした小説の紹介，小児科医が作成した低栄養状態が身体に及ぼすさまざまな弊害を一覧にまとめた表（表8），低栄養による早期の骨端閉鎖で低身長になるリスクが記載された専門書のページ，ANを発症し身長の伸びが止まりかけた患児が，早期に体重を回復させたら再び身長が伸び始まったことを示す成長曲線チャート（図14），体重の回復に伴い症状が改善していった例（図15）などである。

表8 認知修正用呈示情報の例（茨城県立こども病院　塩野医師作成）
痩せや低栄養による合併症

器官	症状・徴候・検査データ
尿	尿中ケトン体
皮膚系	うぶ毛の密生，脱毛，しわの増加
血液	貧血，白血球減少
電解質	動悸，不整脈，けいれん，心電図異常，低カリウム血症
消化器	味覚障害，腹部膨満感，便秘，嘔吐，腹痛
肝臓	肝機能障害
腎臓	浮腫
脂質代謝	コレステロールの上昇
循環器系	徐脈，不整脈，動悸，失神，心電図異常
骨・筋肉系	骨折，筋力低下，骨粗鬆症
内分泌系	無月経，皮膚乾燥，浮腫
中枢神経系	睡眠障害，認知・集中力の低下，けいれん，脳萎縮像，脳波異常

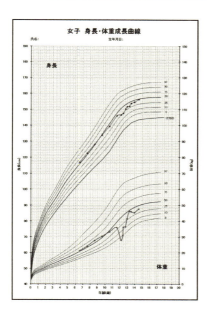

**図14　認知修正用呈示情報の例
成長曲線チャート**
体重減少により成長が抑制されたが，体重回復により**再び身長の伸び**がみられた例
体重は減少前以上かつ概ね**暦年齢相応**に回復。
未初経（初診時）

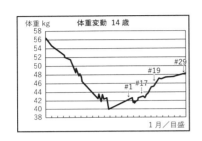

図15 認知修正用呈示情報の例

1
42.7kg「一口でも食べるとあとで一気に太るんじゃないかと思ってしまう，食べると運動しなきゃと思ってしまう」
17
43.4kg「体重は気になるけど前ほどの恐怖感ではない，揚げ物の衣も一度とったがこれだから体重が上がらないんだと考え直して結局食べた」
19
45.2kg「何を食べようなど考えないでいられるようになった，夕食も少し遅れても平気になった，こだわらないで食べられる，いろんな方向から考えられるようになった」
29
48.3kg「痩せているとは思わないが太っているとも思わない，太るのは気にするけど恐怖ではない」，「前は痩せすぎて気持ち悪かったと思う」

（＃：面接回数，「」：患児の言動）

　また，治療開始前の心身状態（身長，体重，肥満度や心理状態など）と体重を回復させたときの推定改善状態を対比させ，回復に必要な1日当たりの摂取熱エネルギー量を具体的に提示した回復に向けてのマニュアル的説明書（参考例：図16）を管理栄養士の協力を得て患児ごとに作成して，食べて体重を回復させれば低栄養状態に伴うさまざまなリスクは回避され心理的症状も緩和される可能性が高い（稲沼，2002）ことを説明する。そして病的状態を改善させ「きれいな痩せ」を目指してはどうかと提案し，また身長が伸びればその分スリムに見えることなども強調する。

　回復に向けての目標体重は，月経回復をひとつの目安とし，

身長を伸ばし，きれいな痩せに 過食症になる危険からも脱出		
現在		6か月後
X年X月X日　13歳5か月	2000kcal／日 以上を維持 	X年X＋6月X日　14歳1か月
推定摂取エネルギー　993kcal／日		摂取エネルギー　2000kcal(成長終了まで) 成長終了後 1700〜1900kcal／日程度
身長　156.0cm（標準 154.8cm）		156.0 ＋ α cm（14歳の標準：156.5cm）
体重　33.1kg（標準 47.95kg）		**45kg（目標体重）**[注1]（同標準 49.40kg））
BMI　13.6（激ヤセ）		**18.5（ほぼ軽度の痩せ）** （45.0kg, 156.0cm で計算）
肥満度　− 31.0%		− 8.9%（45.0kg, 156.0cm, 14y で計算）
低栄養で成長が止まりかけている		成長再開，**身長が伸びる可能性大**
無月経		月経回復
過食症になる危険性かなり大		**栄養回復で過食症にならずに治る**
脳：認知面への影響，集中力の低下		**脳機能改善，集中力アップ**
体重が増えることへの恐怖		肥満恐怖は消失
食へのこだわりがある		食へのこだわり消失
イライラ感強い		イライラ感消失
自信がない		自信回復（元気が出てくる）
鏡に映る醜い痩せ，病的な顔貌		**誰から見てもきれいな痩せに** **身長が伸びればその分スリムに**

肥満度 =（実測体重 − 標準体重）／標準体重 × 100，BMI = 体重 kg／身長 m^2
注1　月経発来予測体重 = 45.0kg（月経発来予測 BMI 値を 18.5 として計算）
<u>熱エネルギー計算＊による参考値で一つの目安</u>

図 16　認知修正用呈示情報　マニュアル的説明書の例

その数値は初経発来の推定BMI範囲値18.44から18.86（小栗・藤井，2006）をひとつの参考値とみなし，BMI 18.5 で計算する。このBMI 18.5 は，WHOの基準でみれば「標準範囲の痩せ状態」であることを説明し，十分時間をかけて納得してもらうようにする。また食べて体重を増やすことの必要性をQ＆A形式でまとめた資料も呈示して（図17，図18），例えば「Q：何のために食べるか？」に対して「A1：身長を伸ばすため」，「A2：過食症にならないため」などをその根拠とともに説明する。さらに患児にもよるが，体重の回復

2　エビデンスにもとづく治療的アプローチ　　97

```
Q：何のために食べるか？
A1：身長を伸ばすため。
・食事制限で体重が減少したことによる低栄養状態で，成長が止まっている可能性
　がある（身長の伸びがストップ）。
・このまま低栄養状態が続くと，これから一生，今の身長のまま。
・現在は，まだ成長期。栄養状態を回復させれば，再び成長が始まる可能性はある。
・体重が増えても身長が伸びればスリムになる。
・高校生までは成長発育にとって重要な時期。
・できるだけ早く体重を増やす必要がある。


A2：過食症にならないため。
・今の状態は，痩せるための食事制限（＋過剰な減量運動）が引き起こした低栄養
　状態である。
　この状態がこのまま続けば，近いうちに必ず強烈な摂食（過食）衝動（食べたく
　てどうしようもない状態）が起こる。
・この衝動は，身体が生命維持のために自動的に起こすもので，自分で抑えるのは
　ほとんど不可能。自分の意に反して隠れ食いや盗み食いをして大量の食物を食べ
　てしまい，その結果太り出すこともある。
・体重を少しずつ増やしていけばこの衝動は起きなくなる。なぜなら体重が増える
　ということは栄養状態が改善されることであり，そうした状態になれば身体の生
　命維持に対する危機はなくなり，結果的に摂食衝動は起きなくなる。
・体重を少し戻し，栄養状態を回復させて過食症を回避しよう。
・過食症が回避できれば，肥満は必ず防げる。
・さらに身長を伸ばしてスリムになろう。
```

図17　認知修正用呈示情報　Q&Aの例（1）

過程で過食衝動が一過性に出る場合があることをあらかじめ
伝え，ちゃんと食べて体重を回復させていけばこの衝動は必
ず消えることを衝動発現の推定メカニズム（稲沼，2013）と
消失した実例（匿名化）を呈示して説明する。体重回復に向
けた認知の修正に当たっては，低体重・低栄養状態がいかに
危険かを理解させ，そのうえで「痩せ願望」も満たすことが
肝要となる。

Q：何をどれくらい食べればよいか？
A1：体重が目標値に近づくまでは，とにかく**出されたものを全部食べる**。（完食が
　　重要）
　　※食べ物を自分で選択してはだめ。
A2：もっと食べたくなっても**出されたものだけで止める**。（これが極めて重要）
　　※目標体重値に近づいたらこちらからストップをかけます。
　　※栄養指導で太らないメニューを提供します。

Q：運動は？
A1：体重が，○ kg 付近になるまでは止める。
A2：動きたくなっても我慢する。（動きたくなるのもこの病気の特徴の一つ）
　　※動いてしまうとその分エネルギーを消費してしまい，栄養状態は改善しない。

Q：他には？
A：「おいしい」と感じて食べることは，心の健康にとても重要。
・体重を少し戻すようにすると食欲が回復してくる。
・食欲が回復すれば，食べてもおいしいと感じるようになる。
・体重が少し戻ると，不安感も少し軽減する。
・不安感が軽減すれば，気分的に明るくなる。明るくなれば周りの人は寄ってくる。

図 18　認知修正用呈示情報　Q&A の例（2）

　　　　初回の心理カウンセリングには 1 〜 2 時間程度をかけ，治
療に対する主体性をもたせる意味でまず患児だけで実施，次
に母親など家族のみで，最後に双方一緒に実施する。再来以
降は 1 回 1 時間程度で，体重減少に歯止めがかかり増加傾向
を示すまで（およそ 1 〜 2 カ月間）は週 2 回，以後は週 1 回
の割合で実施する。目標体重については，マニュアル的説明
書に記載の大目標値のほか随時段階的に小目標値を設定し，
また次回の来院日までにできる限り現在値を下回らないこと
なども目標とする。また体重は来院時にのみ計測することと
し，体重値の増減傾向を患児と一緒にグラフ化する。

2　エビデンスにもとづく治療的アプローチ　　99

2. 半強制的定量摂食の概要

　半強制的定量摂食は，肥満恐怖に対するエクスポージャー的アプローチともいえ，曝露効果による肥満恐怖の減弱化も目的としたもので，来談での心理カウンセリングによる認知修正のもと，家庭（主に母親）で実施してもらうものである。具体的には，体重回復に向け，食べたくなくても，もっと食べたくなっても，家族（母親）が差し出す「定量」だけを完食するというスタイルで，拒食に対してだけでなく，体重の回復過程で一過性にみられることのある過食衝動にも対応させている。食事は大皿から取り分ける方式でなく，あらかじめプレートに盛り付けて出すワンプレート方式とする（図19）。このワンプレート式は患児にとって食事量が比較的つかみやすくなるとみられ，摂食に対する抵抗感の減弱をいくらかでも狙ったものである。家族には，マニュアル的説明書（例：図16）に示した1日当たりの摂取熱エネルギー値は，認知の修正が主な目的で，おおよその目安であることを伝え，実際には少量から，例えば主食の米飯であれば概ね150gくらいから（抵抗が激しいときは100gくらいから）始め，漸次経過をみながら200g程度にまで増やしてもらう。おかずも，その日の各家庭のメニューで母親からみて概ね食べられそうな量とし，できるだけ，見た目「少量」で「高カロリー」などに工夫してもらう。なかには，見た目は小さなおにぎりのなかに，味付けして炒めた三枚肉を隠すように入れ，海苔を巻いて出したら食べたという例もあった。そして体重増につながらないときは盛り付ける量を少しずつ増やしてもらうようにする。また患児に食べ物を選択させないことも条件と

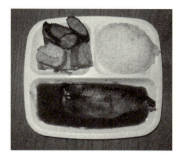
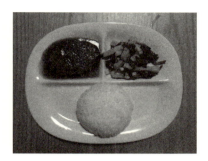

図 19　プレート式の例

する。これは患児の意向を聞き始めると決まってトラブルになり，最後には「じゃあ食べない」となってしまうことが少なくないからである。しかし，食物のカロリーを気にして拒食傾向が目立った場合は，カロリー値が明示された市販品の利用も提案する。また残し癖が続いた場合は，あらかじめその分を多く盛り付けて出すなど工夫してもらうが，拒食に対する罰則などは一切設けないようにする。拒食が目立った場合は，叱責などは一切せず，母親が前述のマニュアル的説明書を，その場で患児に呈示し，低栄養状態によるリスクを被りたいのかどうかなど投げかけてもらい，できる限り患児自うが肥満恐怖に立ち向かうスタンスを重視する。そして母親には自信を持ってもらい，患児に対して腫れ物に触るような態度は控え，「あくまでも優しく，しかしぶれずに」を基本に，半強制的定量摂食を実施してもらい，来院のたびにサポートする。

　患児には，摂食記録表（図 20）を渡し，毎食何をどれく

2　エビデンスにもとづく治療的アプローチ　　101

摂食記録票

	朝食	昼食	夕食
月 ／			
火 ／			
水 ／			
木 ／			
金 ／			
土 ／			
日 ／			

記録例

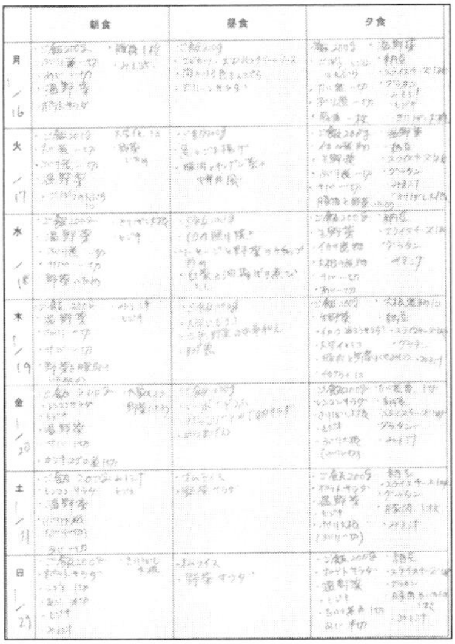

図 20　摂食記録表と記載例

らい食べたかを記録してもらう。これには,「記録しなければならない,嘘はつけない,そのためには何か少しでも食べなければならない」となるような患児の「真面目」な性格傾向もいくらか見込んである。それとできれば,食事内容をデジタルカメラで写真記録（食前後）（例：図 21）し,来談時に持参してもらう。電子カルテであれば写真画像を貼り付け,経過の記録とする。

家族に対しては,治療を進めるにあたって「とくに大事なこと」として,患児の「異常」な言動は AN という病気が引き起こしているもので,治療の対象は患児や家族ではなく

食前　　　　　　　　　　　　食後

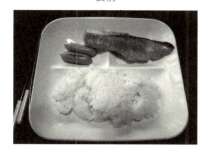 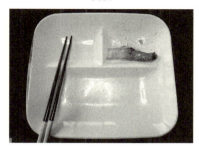

図21　デジカメ記録の例

「病気」であることを強調し，理解を求めるようにする。

　また，治療はできる限り通院しながら日常生活のなかで進めることが回復につながるようである。その理由として，「食行動」そのものが日常生活の営みであり，その営みのなかで言わば「生活習慣」的に発症したものを基本的には「食べて」回復させるわけだから，やはり日々の日常生活のなかで「食行動」の回復を図ることが自然で合理的に思われる。また学校に登校させることも，生活のリズムがつき気分転換にもつながり，学校という社会のなかで自制心をなんとか保たせることもできるようにも思われる。家ではほとんど食べなくても，学校給食は周囲の目を気にして仕方なく口にしたという例もあった。ただし体育などの運動負荷は，主治医の判断で適宜調整するようにする。痩せや衰弱が激しい場合は，当然入院となるが，入院生活に慣れてくると，なかには入院食を食べたふりしてゴミ箱に捨てたり，隠れてダンベル運動やスクワットをやり出したり，思い通りにならないスタッフを悪

く評価し病棟内の不協和音を高めたりと問題行動が出ることも少なくない。またようやく退院にこぎ着けても，カロリー値が計算管理された病院食に慣れてしまい，家での食事に再び抵抗を示すようになったり，入院が長引いたことで登校しにくくなったりなど，退院後の適応に困難を来す例も少なくない。したがって入院は，あくまで身体的症状が重篤な場合の緊急避難と位置づけ，必要最小限の短期で外来に戻すほうが早期の改善につながるように思われる。

＊

　以上が，治療的アプローチの概要である。この治療的アプローチで最も重要と思われたのは，最初のかかわりにおける認知の修正である。栄養不足の状態では低身長になる可能性が強く，そうなると，もともと目指していたスタイリッシュな体型にはなれないことの説明では大概の患児が理解を示した。また過食症になるリスクが高いことの説明でも同様に理解を示した。おそらく，ほとんどの患児が多少なりとも「食へのこだわり」や摂食衝動を体験しているからと考えられる。さらに先にも述べたように，発症経過を図式で提示すると大概の患児は「あっ，自分と同じだ」と言わんばかりに驚きの目で見入ってきた。病気を治すために体重は増やすが標準範囲内の痩せとされる BMI 18.5 程度で抑え，それ以上は増やさない，どうせダイエットするならちゃんと科学的にやってみようと提案し，それをできるだけ視覚的に説明した。話して聞かせるよりはイラストなり表なり見せて説明すると理解が進むようで，まさに「百聞は一見にしかず」だった。そして，

104　　第Ⅱ部 神経性無食欲症(AN)の臨床的事実を踏まえて

このように進めていくと次第に患児とのやりとりが噛み合いだし，こちらの話に耳を傾けるようになることが実感できた。こうしたやりとりを続けるうち信頼関係も芽生え，体重を増やすことへの強い抵抗感は次第にいくらか和らぎだす。この背景には，体重がわずかでも増えればその分強迫的心性がいくらか和らぎ，「聞く耳」をもつようになるというメカニズムが働いているように思われる。だから通常の「食事」に強い抵抗を示す場合は，患児の好みそうないわゆる「ダイエット食」などから始めることも一案と思われる。

　それでも患児たちは，「やっぱり増やしたくない，本当に太らないか，過食症にならないか」など何度も同じことを繰り返し聞いてくるが，それは不安だからこそであって，治療する側にも忍耐と寛容性が求められる。やはり肝心なことは，患児や家族に振り回されないように，まずは体重回復に向けた「具体的な戦略」を考えることが重要と思われる。

　半強制的に摂食させることの是非については，Gull（1874）の指摘が参考となる。非常に重要と思われるので，清水將之による邦訳（Gull 著，「神経性無食欲症について」．児童青年精神医学とその近接領域，33；247-250.）から引用しておく。「食物は消耗や痩せの症状とはかかわりなく，一定時間毎に与える必要がある。患者の性向について必ず考慮しておかなければならない。初期のまださして重篤ではない時期に，両親の憂慮に対して，『この子の好きなようにさせなさい。食べよと強いてはなりません』と治療者が語ることは稀ではない。以前は私も，そのような助言が妥当であると考えていたのだけれど，症例を重ねるにつれて，飢餓過程の進行を容認

することが明らかに危険であることが理解されてきた」と述べている。AN の治療において，150 年近くも前に，飢餓状態を重視した対応の必要性を指摘していたのである。

　また，AN の治療ではどちらかというと，まず心理的ストレスや家族関係など心理面に対する対応の必要性が言われるが，先に述べたように臨床的事実は，栄養状態を改善させない限り心理状態の改善は進まないことを示している。またこれも先述したように，本邦で最初に AN について論じたとみられる梶山（1959）も「決定的に満足な治療法はないが栄養改善と患者の心構え改善のためにあらゆる治療的努力が払われるべき」とし「第一には栄養状態改善のためにあらゆる手段がとられるべきで，精神療法はそのうえで加えるべき」としていた。栄養改善はとりもなおさず体重を回復させることであり，現在では治療目標のひとつとしてほとんど定着している。また「心構え」の改善は，昨今有効とされつつある認知行動療法（Garner et al., 1997；Fairburn & Harrison., 2003 など）にも通じるものがあり，それが栄養状態の改善をはかったうえでなされるべきと指摘していた点はきわめて興味深い。

治療的アプローチの具体的ポイントのまとめ

- 患児や家族とまず信頼関係の構築を図る。
- 患児には治療に対し主体性を持たせる。
- 認知の修正には最初のかかわりが極めて大事。
- 低身長や過食症などに対して，ハイリスクであることを視

覚的に説明する。
- 「痩せ願望」を共感的に受け止め，科学的ダイエットを目指そうと提案する。
- 目標体重は月経発来の目安である BMI 18.5 程度に。
- 体重は治療する側が管理して，必要以上に上げないことを説明する。
- 母親に自信をもたせる。
- 患児に対して腫れ物に触るような態度はやめて，優しく，しかしぶれずに接するよう伝える。
- そのうえで半強制的定量摂食を依頼する。
- 大皿（取り皿）方式はやめて，一人前のプレート式が効果的。
- 見た目「少量」で「高カロリー」に工夫する。
- 出された食事の完食が原則。プレート式だとやりやすい。
- 食べ物は選択させない。母親主導で。
- カロリーにこだわる場合は数値が明示してある市販品の利用も手。
- 残し癖がみられる場合はあらかじめその分多くする。
- 拒食に対する罰則は一切設けない。
- 拒食が目立つ場合は，「マニュアル的説明書（例：図16）」をその場で見せ，低栄養によるリスクを被りたいのか否かを投げかける。
- 食べたものを摂食記録表に記載し，デジカメで食事前後を写真記録してもらう。
- 体重増加への不安や恐怖，孤立感には極力傾聴する。
- 体重は来院時にのみ計測，増減を患者と一緒にグラフ化する。

- 体重の回復過程で過食傾向がみられることがあるが，欲しがっても出した分だけにする。
- 日常生活のなかで治すことが原則。
- るい瘦や衰弱が激しい場合は入院させる，しかしできるだけ短期で。

(以上)

3

痩せ願望以外の動機によって
発症する摂食障害

ポイント

- 嘔吐や窒息に対する不安から強迫的に食べることを避けるうちに発症する例がある。
- 不食の動機となった不安が恐怖と化し食べられなくなる様相は AN と同様である。
- 体重の回復で改善していくことも AN と同様である。

他の動機による拒食症

　　　AN は痩せ願望によるダイエット行動，言い換えれば「痩せたい」という動機の意図的不食行動で発症する拒食症だが，他の動機で発症する拒食症もある（稲沼他，1998；稲沼，2000b）。その具体例を呈示したい。

【嘔吐恐怖の例】

　　　小学2年生の女児。小学2年になって給食の完食運動が始まり，完食した班から昼休みに入っていいことになった。もともと食が細いほうだった患児は，同じ班の子を気にしながらなんとか頑張って食べていた。しかし，ある日体調が優れ

109

なかったこともあり，給食中に吐きそうになった。これ以来，「食べると吐いちゃうかもしれない」と不安がるようになり，給食を食べなくなった。次第に登校も渋るようになり，なんとか登校させても泣いてしまい教室には入れず，そのまま下校する日がでてきた。家でもほとんど食べなくなった。次第に吐くことに対する怯えが目立つようになり，食事になると決まって「吐いちゃうかもしれない，食べられない」と泣き騒ぐようになった。また食べる量を自分で決めたがり，わずか数本の麺でも「こんなに食べて本当に吐かないか」としつこく確認を求めてくるなど，吐くことに対する怯えはエスカレートしていった。この確認は，やらずにはいられない様子で，どうしてもやってしまうとのことだった。そのくせスーパーに行くと菓子を買いたがった。しかし，買ってやってもほとんど口にしなかった。次第に口にするものは，アイスクリームやビスケット，チーズくらいになり，夕食はベビーチーズ1個だけといった日もでてきた。さらに，家の中をいつも駆け回ってばかりと落ち着きもなくなった。体重は，食べなくなる前は26kgあったのが22kgにまで減少していた。「吐くことが怖い」とのことで，心理的背景に嘔吐恐怖がうかがえた。家庭環境にはとくに問題となることは認められなかった。本人の性格傾向は，不安感が強い方だが頑張り屋で責任感も強く，人の気持ちを思いやる方で，また勉強の成績もよかった。

　この症例は，緊張気味に給食を食べていたところ吐き気を催したことをきっかけに，嘔吐への不安が出現，その不安回避から強迫的に食べることを避けるうち，体重の減少ととも

に嘔吐への不安感が激しくなり恐怖と化し，その恐怖で食べられなくなったものと考えられる。落ち着きのなさはANでもみられる過活動と同様とみられ，菓子類を買いたがるのもAN同様に飢餓性の行動と考えられた。患児本人と家族に対し，考えられる発症のメカニズムを丁寧に説明し，体重が増えるようにとりあえず食べられるものを少しずつ食べていけば楽になることも説明し，食べることへの動機づけを高めた。以前好きだったシチューにはバターを溶かすなど高カロリーにした流動食を食べさせるようにした結果，次第に摂食量が増え，米飯が少し混じったカレーも食べられるようになり，体重も次第に増えて半年後には元の体重に回復し，嘔吐恐怖は訴えなくなり，摂食行動はほとんど回復し，給食も食べられるようになった。また家のなかを駆け回るようなせわしさも治まり，表情にも穏やかさが戻った。

【窒息恐怖の例】

　小学1年の男児。歯痛のため少しずつ飲み込むように食べることが続いていたある日の夕方，家族と夏祭りに出かけた。買ってもらった唐揚げを頬張っていたとき，すぐ近くで打ち上げられた大会花火の音に驚いて喉に詰まらせてしまった。詰まり自体はすぐ治まったが，その夜は「また詰まるかもしれないから」といって何も食べなかった。しかし翌日以降も「飲み込むのが心配」と食べようとせず，アイスや牛乳だけの日が続いた。ある日近くのパン屋の店先で立ち止まり，作りたての調理パンを涎を流して食べたそうにじっと見つめていたため，母親が買ってやると大喜びで大事そうに持って

帰った。しかし，結局食べなかった。食べなくなって1カ月が過ぎた頃，以前に32kgあった体重は29kgに減少していた。固形物でも麺類はいくらか口にしたが，それも口一杯に頬張って流し台に吐き出すようになった。家族から飲み込むよう言われているせいか，吐き出す様相は次第に「こっそり感」が強くなった。そしてその様相は外食でも目立った。食べなくなって2カ月後には26kgにまで減少，登校も渋るようになり，チック様の咳払いも目立つようになった。家族の目を盗んで自分で湯を沸かしてカップ麺を作って頬張るものの，やはり吐き出していた。3カ月が経過したころには，一口食べるごとに流し台にペッペッと吐き出すようになった。体重は25kgにまで減少し，メソメソすることはいっそう激しくなり，吐き出す行動はほとんど「反射的」になっていた。泣いて嫌がる入院と引き替えに，主治医が液状栄養補給剤の増量と五分粥など液状食を促した結果，次第に少しずつ飲み込むようになり，4カ月が過ぎたころからやわらかめのご飯もいくらか飲み込んで体重は1kg増え，表情も明るくなった。窒息に対する恐怖感はまだ強そうだったが，5カ月の終わりには29kgに，6カ月目にはほぼ元の体重に回復し，流涎は消失，契機となった唐揚げを除いてほとんど元通り摂食するようになった。家族は患児について，勉強の方は問題ないが，いろいろと気にする方で融通性はなく頑固とのことであった。

　この症例は，歯痛で少しずつ飲み込むように食べていた唐揚げを花火の音に驚いてのどに詰まらせたことで窒息に対する強い不安感が出現，以来その不安回避で食べなくなり摂食

量が激減，体重減少とともに窒息に対する不安感がエスカレートして恐怖となり，食べられなくなっていったとみられる。涎を流しながら食べ物を欲しがる様相には，慢性的飢餓からの強い摂食衝動がうかがえた。また口いっぱい頬張ってから吐き出す行動は，摂食衝動に耐えかね食するものの，窒息恐怖に襲われるためとみられ，ANにおける肥満恐怖からの食べ吐き行動と似ている。発症には，前述した性格もかなり関与していると考えられた。流動食などにより栄養状態が少しずつ改善，それに伴い摂食量は徐々に増加，体重が増えるにつれ窒息恐怖も次第に減弱，隠れ食いもなくなるなど良循環的に心身状態が改善していき，体重の回復に伴い窒息恐怖は消失し，普通に食べられるようになったとみられる。

*

　以上の2症例は，DSM-Ⅳでは特定不能の摂食障害（EDNOS）になるがDSM-5では回避・制限性食物摂取障害に分類される。どちらも不安回避から強迫的に食べることを避けるようになって以降，不食の動機となった不安が恐怖と化し，それで食べられなくなったという様相で，基本的にANと同様だった。また，不安回避行動が恐怖回避的にエスカレートしていき，吐かないかどうかの確認をどうしてもやってしまうとか，一口食べるごとに吐き出すといったように，反射性を帯びることでもANと同様だった。さらに発症前の性格傾向も不安回避傾向が強く強迫的なこと，そして恐怖に怯えながらも少しずつ摂食量を増やし，結果的に体重が回復していくことで改善傾向がみられたこともAN同

様だった。ただ，やはり恐怖感で食べられなくなったわけだから対応には苦慮した。じつはこどもにみられる拒食症は，ANよりもこちらの方が多い。以前にとった統計では，AN（54例：46.2%），EDNOS（63例：53.8%）であった。意図的不食の動機は，このほか「食べると便秘になるから」とか「お腹が痛くなるから」とか「胃がもたれるから」とかというのもあった。次に紹介する摂食障害の古典的症例のひとつとされるLasègueの例も，この類いに該当するとみられる。

4

古典とされる AN の古い報告例も
痩せ願望だったのか？

ポイント

- Lasègue（1873）の報告例における発症契機は痩せ願望ではない。
- 発症のメカニズムは，基本的に DSM-IV における AN と同じとみられる。

発症経過の 3 段階

　　AN について歴史的に比較的古い報告例は，Lasègue（1873）や Gull（1874）などがあげられるが，ここでは症状や経過などが比較的詳しく記載されている Lasègue の報告列をみてみたい。なお，この報告が記載されている論文「De l'anorexie hystèrique」は本城秀次，児玉真季，柴田昌子によって邦訳（「ヒステリー性無食欲症について」，児童青年精神医学とその近接領域，33，236-246.）されており，そこからの引用（「　」内）であることを明記しておきたい。また症状や経過などに焦点を当てた抜粋引用のため，文章がつながるように字句を多少変更してある。

　Lasègue は，すでに当時から本症の特徴を「自分の意志による栄養失調状態」と「無食欲」と見抜いていた。そして，

どの例も規則的な経過をたどったことから8症例（すべて女性，18歳から32歳）をある程度まとめ一般化した形で，発症経過を3段階に分けて詳細に報告している。

＊

【第1段階】「（はじめに）彼女（患者）は食事に続いて不快感を経験する。それは漠然とした満腹感や不安感（であったり），食後あるいは食事開始とともに起こってくる「胃痛」である。それは何日も続く。（次第に）患者は，我慢できない不快感に対する最善の治療法は食べ物を減らすことであると思い込む。徐々に患者は食べ物を減らす。そして数週間後には，無限に長引くかもしれない食べ物への拒絶が（みられるようになる）。自分の意志による栄養失調が始まった。患者は食欲をなくしてしまっており，患者が食べることに同意するためには，苦痛に対する恐れを克服することが必要である。（次第に）患者は従来見られなかった快活な態度を示す（ようになる）。食事に対する嫌悪はゆっくりと進行していく。食事はますます減らされていく。患者はパンや肉や野菜といった食べ物を次々と取り除いてしまう。事態は数週あるいは数カ月と長期化する。しかしその間，健康状態は不利な影響を受けているようには見えない。栄養量は患者の通常量の10分の1にも満たないが，憔悴はみられない。食事量の減少は，突然にではなく，徐々に行われていったという事実を考えなければならない。身体エネルギーの収支バランスは，思ったより容易に食事量の減少に慣れてしまう。既定の事実として，栄養量の減少が筋力を弱らせるどころか，活動能力

を増大させる傾向にある。疲労感を口にすることもない。数か月後，家族，医師，友人らは，すべての努力は永遠に無駄であることに気づかされる。家族は患者が終わったと宣言した食事をもう一口食べてくれるよう患者に懇願する。しかし，過度の強要は過度の抵抗を招く。徐々に無食欲が関心と話題の唯一の対象となる。」

【第2段階】「患者はある種の精神病患者のように杓子定規に考える。患者の反応は一層単調なものとなる。患者は，栄養は自分にとって十分であると答える。加えて患者は，自分は変化していないし，痩せてもいないと言う。自分はどこも具合悪くないと。この時期には，早期の段階にみられた苦痛は軽減あるいは消失してしまう。食欲不振は決して悪化しないし，多くの癌患者が経験するのと類似した食欲不振へと変化していくことはない。患者の精神状態で優勢なものは平静状態である。非常に頑固な楽観主義が存在する。『気分は悪くないし，体の調子はいいわ』というのが単調な決まり文句となる。食欲の欠如，漠然とした感覚に対する恐怖，栄養の試験的摂取に対する絶対的でしかも次第に増大する拒否といったものから構成される第2段階の間，患者は変化のない状態に止まる。頑固さは何カ月かの間持続する。」

【第3段階】「すでに不規則であった月経は停止し，口渇が起こってくる。頑固な便秘はもはや下剤では治らなく，皮膚は乾燥してざらざらし，頻脈となる。るい痩が急速に進行し，それとともに全身の衰弱が増大する。運動は困難となり横に

なったままでいたがるようになる。」

*

　以上が，Lasègue の報告例の概略である。この例の発症経
過をまとめると次のようになる。まず食事の際，不安感を伴
う食後の漠然とした感覚（耐え難い不快感や「胃痛」）を経験，
それを回避するために食べることを制限する（意図的不食行
動）。食事量は徐々に減らされていくが憔悴はみられず，食
事量の減少に容易に慣れ，活動能力は逆に増大する（過活動）。
数カ月後に無食欲が顕現する。次第に杓子定規な考え方にな
り，反応は単調なものになっていく。痩せてきたにもかかわ
らず「栄養は十分」，「痩せてはいない，どこも具合は悪くな
い」の言動が出現する（病識欠如）。食後の耐え難い不快感
など漠然とした感覚に対する恐怖がみられるようになり，食
事拒否はさらに増大し，数カ月持続する。やがて月経は停止，
るい痩は急速に進行する。この例の発症契機は経過の始めに
みられた「不安感を伴う食後の漠然とした耐え難い不快感や
『胃痛』」の回避を動機とした意図的不食行動とみることがで
きる。主要症状も，DSM- Ⅳの診断基準に対応させてみると，
A）るい痩（体重減少），B）「漠然とした感覚に対する恐怖」，C）
体型の感じ方の障害（痩せの否定）や病識欠如（具合は悪く
ない），D）無月経，ということになる。いずれも意図的不
食行動以降に出現している。また性格傾向は，発症前につい
ての記載はないが，発症後の傾向としては「従順でない」，「頑
固」といった表現記載が目立ち，また食後の不快感にこだわ
り，食事制限を続けることができるという心理的態度から強

迫傾向がうかがえる。つまり「不安感を伴う食後の漠然とした耐え難い不快感や『胃痛』」の回避を動機として強迫的な不食行動が開始され，次第に体重減少とともに動機に関する不安が恐怖と化し，その恐怖で食べられなくなっていった様子が読み取れる。DSM-IV における AN や痩せ願望以外による特定不能の摂食障害（EDNOS）の発症メカニズムとほぼ同様とみられる（稲沼，2009a）。

5

古典例や痩せ願望以外による摂食障害
——そして AN に共通するもの

ポイント

- 発症契機はいずれも不安回避目的の強迫的な意図的不食行動。
- 病前の性格傾向もほぼ共通して強迫傾向。
- 共通メカニズムは，不安回避目的の意図的不食行動を強迫的に続けるうちその不安が恐怖と化しその恐怖で食べられなくなり，強迫的不食行動は自らの意思でコントロールできなくなっていくというもの。
- 「痩せ願望」が発症契機の代表格になった背景。

不安回避としての不食

　すでに述べたように，AN（DSM-IV）では強迫的性格傾向をもった人が痩せ願望からダイエット行動を強迫的に続けるうち，体重の減少と強迫的心性の高まりに伴い肥満恐怖が顕現し，その恐怖で食べられなくなるという経過がみられた。言い換えれば，肥満に対する不安回避として，ダイエットという意図的不食行動を強迫的に続けることにより，飢餓化に伴って強迫的心性が高まり，肥満に対する不安は般化して恐怖（肥満恐怖）となり，その恐怖で食べられなくなる現

象といえる。また痩せ願望以外で発症する例，例えば嘔吐恐
怖で食べられなくなる例では，吐くことに対して強い嫌悪感
や不安感を抱き，食べると吐くかもしれないと考え，強迫的
に食べることを避けるにつれ，体重が減少するのに伴い嘔吐
恐怖が顕現し，食べられなくなるという様相がみられた。こ
れも言い換えれば嘔吐に対する不安回避としての意図的不食
行動を強迫的に続けるうち，飢餓化とともに嘔吐に対する不
安が嘔吐恐怖となって食べられなくなる現象といえる。性格
傾向もやはり強迫的である。Lasègue の古典例も「不安感を
伴う食後の漠然とした感覚（耐え難い不快感や「胃痛」）」を
回避するための意図的不食行動を継続するうち，痩せの進行
すなわち飢餓化とともに「不安感を伴う食後の漠然とした感
覚」が恐怖と化し，それで食べられなくなったとみることが
できる。性格傾向も，発症後は強迫傾向がみられることから，
おそらく発症前も同様と思われる。つまり，発症の契機は，
AN も痩せ願望以外で発症する例も Lasègue の古典例も，不
安回避を目的とした意図的不食行動とみることができる。ま
た発症前の性格傾向も，ほぼ共通している。

三者に共通するメカニズム

　以上の三者間に共通するメカニズムを抽出すると，次のよ
うになる。まず，強迫的な性格傾向をもった人が食べること
と関係する何らかの不安を経験する。すると，その不安を回
避するには食べないようにする（制限する）ことと考え，食
べなくする。強迫的な性格傾向も関与して不食行動を強迫的

に続けるうち，飢餓化とともに強迫的心性が高まり，その不安は般化して恐怖症的状態となり，その恐怖で食べられなくなるというメカニズムが見えてくる（稲沼，2009a）。

　また，これも先述したように，AN（DSM-Ⅳ）では，肥満恐怖の顕現とともに強迫的ダイエット行動はいっそう激しく繰り返されるようになり，次第に「いつもの時間」「いつもの場面」になると「いつものようにやってしまう」そして「どうしてもやめられない」というように，行動はなかば「反射化」され自分の意思でコントロールすることが困難になる様相がみられた。また，嘔吐恐怖で食べられなくなる例では，嘔吐恐怖の顕現とともに不食行動がエスカレートし，食事になると決まって，怯えたように吐かないかどうかを家族に確認するようになり，食べ物も決まったものをいつものごく少量と，ワンパターンになっていった。窒息恐怖の例では，これも恐怖に怯えるように，家族の目を盗みながら，一口食べるごとにほとんど反射的にペッペッと吐き出しに行く様子が見られるようになった。いずれの例も，どうしてもやってしまう様子だった。Lasègue の例でも「食後の漠然とした感覚」に対する恐怖のなかで食事の拒否が強くなるに従い，考えは「杓子定規」的になり，「単調な反応」，「単調な決まり文句」になっていく様子が記載されている。すなわちこの三者はいずれも，それぞれの恐怖の顕現に伴い，不安回避としての強迫的な不食行動は，恐怖回避的にエスカレートしていき，次第に反射性を帯びて「制縛的」な行動になっていく，すなわち，強迫的不安回避行動の制縛化ともいえるメカニズムがうかがえる。

つまり，三者間に共通するメカニズムは次のようになる。強迫的性格傾向をもった人が不食行動につながる何らかの不安を経験する。するとその不安を回避するためには食べないようにすることと考え，不食行動を開始しそれを強迫的に続ける。次第に飢餓化とともに強迫的心性が高まり，不安は般化され恐怖となり，その恐怖で食べられなくなっていく。また強迫的不食行動は，顕現する恐怖により激しく繰り返されるに従い制縛化されていき，次第に自らの意思でコントロールできなくなっていく。筆者は，これが拒食症の発症メカニズムの本質ではないかと考えている。だからこのようにみると，拒食性の摂食障害は強迫性障害の一類型と思われてならない。

　このようにとらえてみると，拒食症を引き起こす最大リスクは，生命を維持するために備わっている生物的次元の摂食行動を，意思で過剰に操作してしまうことといえるのではないだろうか。食行動の意思操作は貝原益軒の教えのように「腹八分目」なら問題ないが。

「痩せ願望」が発症契機の代表格になった背景

　繰り返しになるが，AN の古典例とされる Lasègue（1873）の症例の不食の動機は，「不安感を伴う食後の漠然とした耐え難い不快感や『胃痛』」の回避であった。しかし，DSM-Ⅳの診断基準にある「肥満恐怖」が出現する意図的不食行動の動機は，「痩せ願望」であった。不安回避としての意図的不食の動機は，Lasègue の例や先にも示した「嘔吐回避」や「窒

息回避」など他にもあるのに，なぜ「痩せ願望」が代表格になったのか。このあたりを少し考えてみたい。馬場（1993）は，絵画をとおして文化と女性の容姿を考察するなかで，西欧においては好んで豊満な裸像を画く画家はいたものの，全体的には15世紀あたりから現代に向かって女性の容姿はしだいに細身志向になってきているとみている。そしてこの流れは，本邦においても，江戸時代後半頃から同様の傾向にあるとしている。野上（1983）も，痩せ志向の風潮は，産業革命後の社会・経済の変化や服飾の変化を背景として生じてきたものとも想像されると分析している。Lasègue（1873）やGull（1874）が報告した1800年代後半もおそらくその流れにあったとみられるが，「痩せ願望」を抱く風潮は，まだまだ今日ほどではなかったと思われる。

　しかし，1900年代以降，とくに第二次大戦以降の西欧文化圏において，次第に痩身が賛美されるようになってきて（野上，1993；牧野，2006），この風潮は，最近では，情報化の波に乗って，それまでむしろ肥満であることが美的条件のひとつであった文化圏（例えば，トンガ王国）にまで拡がってきた（村上，1993）。さらに，昨今では，こどもの世界にまで浸透してきており，本邦では小学生における発症も目立つようになった（松本ら，1999）。トレンド的な美的価値観としての「細身」の基準は，メディアの煽りと個人的主観に左右されることが多く（牧野，2006），客観的には，まったく「肥満」とはいえない状態でも，「太っている」からとの思い込みでダイエットに走る小学生さえいる。筆者の例でも，標準体重の85％以下という痩せ状態でありながら，「痩せたかっ

た」とダイエットに走った例もあった（稲沼ら，2007）。肥満の基準が WHO から BMI で示されていても，それは単なるひとつの基準に過ぎず，メディアが煽り出す情報と，それに影響される個人の価値観や主観に左右されるところに「痩せ」の基準のやっかいな問題があるように思われる。

また一方で，痩身賛美は，美的条件だけでなく，米国を中心にして起こった健康志向ブームからも叫ばれるようになり，男性においても「スリム・アンド・エナージェティック」が管理職の条件とみなされるようにもなった（野上，1993）。また，肥満の予防や改善は，成人のみならず，学童期の学校保健でも重要な課題になっている（巷野ら，1995）。

いずれにしても，このような歴史的文化的な背景から，昨今では「痩せ願望」を抱く人が増えたとみられる。そして，とくに女性がメディアの煽りを受け，肥満不安を背景に，痩せることを目的にダイエットする人が増え，とりわけ強迫的性格傾向をもった人が AN を発症させるようになった。こうして痩せ願望による AN の罹患率が増え，DSM-Ⅳではその増えた患者の母集団についての調査研究をもとに，「肥満恐怖」など診断基準を構成する症状群が規定されたと考えられるのではないだろうか。

つまり，DSM-Ⅳが規定した AN の概念は，「痩せ願望を動機としたダイエット」のほか「食後の耐え難い不快感の回避」や「嘔吐回避」，「窒息回避」など，いくつかある「意図的不食行動」のうちの「痩せ願望を動機としたダイエット」を標本にしたということもできそうである。

確かに「痩せ願望」は，近年のとくに西欧文化圏において，

意図的不食行動の動機のうちでもっとも多いものかもしれない。だから「肥満恐怖」はANにおいてみられるもっとも一般的な恐怖となり，中核的症状になったとものとみられる。このことはDSM-Ⅳのみならずその母体となったDSM-Ⅲ（1980），DSM-Ⅲ-R（1987）でも，またICD-10（1992）でも，さらにGarner（1993），Halmi（1995），Beckerら（1999），馬場（1984），高木（1988），野上（1993）らによるANの概念検討においても，やはり肥満恐怖が中核的症状に位置付けられていることからもうかがえる。

　しかし，ANの本質を，食行動に関連する不安を回避するため，強迫的に不食を続けるうち，ますます不安が般化し恐怖症的状態となり，食べられなくなる現象とすれば，DSM-Ⅳの臨床像はANの一類型に過ぎなくなるように思われる（稲沼，2009a）。

6

AN は心理的ストレスなど心理的環境要因が原因なのか？

ポイント

- 病因に心理的環境因を重視する見方は，本邦では当初から。
- 当初の主要な論文 3 編を概略的に紹介。
- 筆者の例では心理的ストレス因と発症との因果関係は説明がつかなかった。

AN の研究史当初における主要論文の紹介

　　これまでに述べてきたとおり，拒食性の摂食障害の直接的な発症誘発因子は，強迫的性格傾向をもった人の不安回避目的の意図的不食行動と考えられ，なかでも AN（DSM-Ⅳ）は痩せ願望によるダイエット行動とみられた。

　　しかし，病因に家族環境など心理的環境要因やストレス因を重視する見解は少なくない。じつはこのような見解は，本邦で AN の病態が本格的に検討されるようになった当初にさかのぼることができる。そこでは AN を神経症の一種とみて発症メカニズムを心因反応的にとらえ，症状を「症状選択としての表現形態」とみた経緯がみられる。本邦における AN の病因論を検討するうえで，当初の研究報告は極めて重

要と思われるため概略的に紹介したい。

梶山（1959）――防衛機制としての AN

　AN に関する本邦での本格的な論文は，おそらく梶山（1959）が最初とみられる。当時 AN は器質的疾患の疑いや精神病の疑いなど病態のとらえ方が混乱していたなかで，梶山は自験20例（女18例，男2例）について，病態や成立要因の解明を試み，次のように結論づけた。発症機制については，完全欲が満たされなくなって，さまざまな精神症状が出現したとみられた例が目立ったことから，中核的な機制は欲求不満に対する防衛機制としてのヒステリー機制が考えられるとし，欲求不満の主なものに完全欲や広義の性的欲求への不満をあげた。病前性格は，勝気で強情で熱中性が潜み，それが努力家と表現される形をとり，内向的な特徴を示すものが多いとした。そして病因については，決定的なものを明らかにすることはできなかったとしながらも，病態は一種の神経症として理解すべきものとした。また治療については，栄養改善と患者の心構えの改善にあらゆる努力が払われるべきとし，精神療法は栄養状態の改善にあらゆる手段がとられたうえでなされるべきとした。

石川ら（1960）――病前性格と家族因

　この翌年，石川ら（1960）は，AN の本態や発症要因など最も重要な問題は依然として未解決であるとし，自験18症例（すべて女子）について考察を試みた。そして，患者には肥満嫌悪や肥満恐怖がかなり目立つことを指摘，また専心目

標に向かって驀進するような「作業促迫」がみられることも指摘した。さらに，食事や嘔吐の現象，経過中にみられる不潔恐怖や疾病恐怖，そして負けず嫌いで我意が強いといった病前性格傾向などから，本疾患は強迫神経症との関連が極めて密接とした。また，心理的環境では母親の過保護と過干渉的態度や父親の指導性の欠如を指摘，とくに母親のこのような態度は，病因になり得るとした。さらに，患者には同性同胞が多く，なかでも患者は次女であることが多いとし，これは決して偶然ではないとした。そして，肥満や第二次性徴についての悩みがすべての症例にみられたことから，直接的心因は「痩せ願望」と「性に関する忌避と恐怖」とした。そのうえで，発症時付近にみられた「特殊体験」を重視した。この特殊体験とは，「母の再婚相手に腕を組まれてからその相手をいやがるようになった」というものもあるが，「痩せている方が精神的によいと考え節食した」とか「元来肥満傾向，やはり太っている祖母や叔母に似ているといわれることを嫌っていた」とか「再三『デブ』とからかわれ，痩せようと思い節食した」といったように，痩せ願望によるダイエット行動が目立つ。そして，この特殊体験が心因として機能するためには先述の直接的心因が重要としたが，具体的な関連性はほとんど示されず，特殊体験についても，それ自体は発病の動機として必ずしも症状との間に了解的関連をもたないことが多いとし，結果的には AN の病因を病前性格と心理的環境とくに家族関係に求めた。

6 AN は心理的ストレスなど心理的環境要因が原因なのか？

下坂（1961）──母子関係の障害

　　さらにその翌年，下坂（1961）は，自験 25 例のなかから9 例（すべて女子）を詳細に検討し，患者に共通してみられる精神的態度として，①成熟に対する嫌悪・拒否，②幼年期への憧憬，③男子羨望，④厭世的観念，⑤肥満嫌悪と痩身に対する偏愛と希求，⑥禁欲主義，⑦主知主義の 7 項目を挙げ，患者たちは大人の世界に強い不信の念を抱いており，女性として成熟していくことに嫌悪感をもち絶望しているとした。そして，病態について神経症の特殊型とし，成立要因として病前性格に分裂気質ないし分裂病質をあげ，心理的環境要因として感情的緊張のみられる母子関係を指摘した。この理由として，母親の態度が支配的で，患者はこのような母親に対して不満や敵意を抱きながら，一方で強く依存するという関係のなかで両価性感情をもち続け，その結果，否定的な母親像や成熟婦人像しかもてなくなり，そこに女性として成長することへの嫌悪・拒否を生じさせる根源があり，中核的心性は，成熟に対する嫌悪・拒否の態度であるとした。そして，患者は不食という形でアピールするとし，Anorexia の真相は食欲不振ではなく自発的な摂食制限であり，本症は「症状選択としての表現形態」とみることができるとした。下坂は長期にわたる栄養障害は，抑うつ傾向を助長するなど症状形成に飢餓が関与することを指摘していた一方，症状成立を母子関係の障害にもとづく心因反応的メカニズムで説明した。病因は病前性格や家族関係に求めるべきとされたそれまでの見解を，さらに推し進めていった。

＊

　以上のように，本邦においては，当初から AN を一種の神経症ととらえ，症状を症状選択としての表現形態とみて，主な病因を心理的環境なかでも家族環境に求めるようになった経緯がうかがえる。現在も AN の病因には心理的環境が重視されているが，そこには以上の先行研究の流れがあるようにも思われる。

　しかし筆者の経験では，発症時付近に心理的ストレスがみられた例であっても，ストレスと発症との間に具体的な因果関係は見いだせなかった。少なくともネガティブな心理的環境やストレスが直接的な発症誘発因子だとするエビデンスは得られなかった。

7

従来指摘されてきた精神病理をどうみるか

ポイント

● 成熟拒否，女性性の否定について。

● 母子関係など家族の病理について。

● 自尊感情が低いということについて。

成熟拒否，女性性の拒否について

　　かつて指摘されていた AN の精神病理として，まず「大人になりたくない」という心性すなわち「成熟嫌悪・拒否」をあげることができる。この病理は，本邦では石川ら（1960）や下坂（1961）によって指摘されるようになったとみられる。まず石川ら（1960）は AN の異常性の特質は発育途上における成熟の嫌悪，拒否であるとした。しかしながら，その理由や根拠については論文を見る限りほとんど述べられていない。その翌年，下坂（1961）は，先述したように，AN の中核的心性は「成熟嫌悪・拒否」でその内実は「女性性の拒否」であるとした。そして「成熟嫌悪・拒否」の心性は下坂の各症例がそれぞれ述べたとする「大人になりたくない」という一連の具体的言動に反映されているとした。しかし，もしこのような精神病理が事実として普遍性をもつのであれば，ど

んな症例にも似たような言動がみられるものと思われるが，筆者の症例では，この種の言動はまったくみられなかった。確かにそう言ってきた患児は何人かいたが，よくよく聞いてみると皆 AN に関する専門書を読んでのことだった。また，この種の言動は下坂（1961）よりも先に発表された梶山（1959）や石川ら（1960）の症例でも見当たらなかった。

　AN（DSM-Ⅳ）は，痩せ願望によりダイエット行動が開始されると次第に強迫的心性が高まり，体重減少とともに肥満恐怖などが顕現してくるように，発症によって不安感が激しく惹起される疾患とみられる。その心性は，「この先もし太ったら」という恐怖感すなわち肥満恐怖を中核とした先行きに対する激しい不安感ないし恐怖感とみられ，「先々がどうしようもなく不安」で「このままじっとしていたい」といった心性や，下坂（1961）が指摘した「変化を恐れる」に似た心性を併せもったようなものと思われる。このような心性は筆者の症例（AN（DSM-Ⅳ））では，体重回復を目標に治療を始めてから概ね回復するまでの間，次第に軽減されてはいくものの，ずっとみられた。とくに治療開始直後からしばらくの間はかなり激しかった。また，なかなか体重増に結びつかない症例でとくに目立った。例えばある症例は，「体重が少しでも増えると将来どんどん食べるようになってしまう感じで怖い」と表情をこわばらせ，別な症例は「これから体重が増えて前のようにたくさん食べる癖が出てきたらどうしよう」と泣き出すように訴えた。さらに別な症例の親は，「食事の時間が少しでも遅れると怒り出す，時間通りに食べたがる，生活パターンが変化することを嫌うようだ」と述べた。

7　従来指摘されてきた精神病理をどうみるか　　133

そして，ようやく体重が回復したある症例は，肥満恐怖に激しく襲われていた頃を振り返って「あのとき（体重最減少時付近）はほとんど将来どうなっちゃうんだろうという心配ばかりだった」，そして「病気が治ることでどうしてこうも人は変わるんだろう，今は本当に楽しい」と語った。思春期は，ただでさえ心身ともに不安定で，進路を含めた将来に対する不安感はかなりのものと思われる。とくに，下坂論文の症例が育った当時の社会状況は，まだまだ男性中心で女性の社会的役割がかなり制限され社会的地位も今ほどではなかったはずで，思春期前後の比較的知的水準の高い女子たちなら，将来に対する強い不安感を下坂の言う「男子羨望」や「厭世的観念」を絡ませてもっていたであろうことは容易に想像できる。こうした時期に AN を発症し，肥満恐怖に襲われるようになれば，先行きに対する不安感はほとんど恐怖感に近いものになると思われる。したがって，このようにみると「成熟嫌悪・拒否」は基本的には将来への不安が高まる思春期の心性に AN による肥満恐怖が重なった心性とみることはどうだろうか。

　また下坂が「成熟拒否」の内実とした「女性性の嫌悪・拒否」について考えてみたい。この心性は，母子関係の障害に起因するとした。しかし視点を変えてみると，当時は妊娠や出産につながる具体的な「性」の問題について，まだまだタブー視され関連情報も得にくい状況にあったとみられ，初経を迎えた女子にとってはかなりの不安材料だったものと思われる。また先に示したミネソタ実験によれば，飢餓状態下では性欲など性機能が減退するという結果が出ている。強迫的

なダイエット行動がもたらすものは，飢餓でありそうした状
態に陥って性機能が減退すれば，例えば下坂のいう「発病と
同時ににわかに目立ってくる禁欲主義的態度」も影響して，
「性」に対して否定的感情をもつようになり，そのようなも
のとは無縁な「幼年期」に憧れをもつようになることも十分
考えられる。「女性嫌悪」や「女性性の否定」は，基本的に
は飢餓により性機能が減退したことによる心性とみることが
できるのではないだろうか。

母子関係の病理について

　次に家族関係とくに母子関係についての病理である。石川
ら（1960）は AN に目立つ家族の問題として，母親の過干
渉や過保護，父親の指導性の欠如などをあげ，とくに母親の
このような態度は AN の病因になり得るとした。また前に
も述べたように，下坂（1961）も AN の病因に母子関係の
障害を指摘し，患者には母親に対し幼児期から強い両価性感
情を有する者がかなり多いとし，ここに成熟嫌悪とその内実
である女性性を拒否する最大要因が求められるとした。その
後しばらくして馬場（1986）は，AN の患者には親との分離
に問題があり，早期に母親から引き離されたため，保護と愛
情を与えてくれるべき母親との親密な体験が乏しく，自分や
他人に対する基本的な信頼感が育っていないことが推測され
るとし，また食事が単に栄養をとるためだけの時間となって
いて，家族の団らんの機会として機能していないことを指摘，
このような食卓状況がこどもの心に不安や欲求不満さらには

7　従来指摘されてきた精神病理をどうみるか　　135

ストレスを与える要因となることも否定できないとした。そして Minuchin ら（1987）は，摂食障害患者の家族は世代間の境界があいまいで，互いに思い込みで反応し絡みつくような関係があるとして，それを「絡み合い（enmeshment）」と指摘した。

　筆者もこのような指摘を念頭に，AN の患者の家族関係とりわけ母子関係を注意深くみてきた。まず母親の過干渉や過保護的態度であるが，このような態度は筆者の例ではチックや心身症など AN 以外の心理的疾患でよくみられ，そうした例の発症要因のひとつとして説明できることが多かった。しかし，AN では発症後に目立った例はあったが，発症前はそれほどでもなかった。発症後に目立ったのは，AN 罹患の我が子をなんとかしなければといった母親のうろたえ感からとみると納得でき，ある意味発症に伴う当然な態度と思われた。少なくとも母親の過干渉や過保護的態度が，AN の発症要因とは考えにくかった。もちろん石川論文の症例が育った時代は戦中ないし戦後まもなくだから，当時との社会文化的背景の違いは考慮しなければならない。

　また母親の愛情不足や母子間の「基本的信頼関係」に欠けるという説についてみてみると，最近でも母子間に基本的信頼関係が十分に確立されていないことが発症要因のひとつとみる見解は少なくない。確かに筆者の例でも，母親から大人扱いされるような患児が少なくなく，今まで愛情や甘えを十分に受けてこなかったかのように見えてしまい，そこに何らかの軋轢があるかのように感じてしまう関係，つまり「基本的信頼関係」ができてないかのように見えてしまう例はあっ

た。しかし，そうした例でも母親なりに心配し患児を連れて一生懸命来院して来る様子から，我が子を思う気持ちがひしひしと伝わってきて，子に対する愛情はそれなりに感じられた。またこうした母親は，比較的理知的なタイプが多く，どちらかというと理性でやりとりすることが多いような印象があった。ANの患児は，真面目で几帳面，頑張り屋，成績もトップクラスが多く，精神的にもかなり大人びた女子が多い。おそらく幼い頃からその傾向にあって，母親の手を煩わせることがほとんどなかったと思われ，故に母親もついそれなりの扱いをしてきてしまい，結果，あたかも子に対する愛情に欠けるかのように見えてしまうのではないかと思われた。少なくとも筆者の経験では，母親の愛情に欠けるとか母子間に「基本的信頼関係」ができていないとか言い切れるような症例はなかった。

＊

　また患児の母親に対する「両価性感情」についてである。この感情も，発症前から目立ったという例はほとんどなかった。いくらかあったとしても，思春期前後のこどもなら親に対して誰でももつような程度のものと思われた。しかし，発症後は別で，目立った例が多くそれも攻撃的感情を伴ってのもので，母子間の軋轢状態がうかがえた。食事を用意しても食べようとせず，イライラするばかりの反抗的な患児に対し母親はだんだん苛立ち干渉的になり，患児はそれをうるさがり，八つ当たり的，売りことばに買いことば的に応じて毎晩のように食卓状況を修羅場にしていった例もあった。しかし，

その一方で患児にはどこか母親を頼っているような態度もうかがえた。患児にしてみれば，摂食障害に陥って食べられない状態になれば，何とかして食べさせようとする親に対しておそらく飢餓起因のイライラ感も手伝って「ほっといてくれ」という気持ちで攻撃的になるであろうし，その一方で，どうにもならない状態を「何とかしてくれ」と依存的にもなるなど，とくに一番身近な母親に対して両価的な態度になってしまうことは十分理解できる。また，そうした関係に不快感を示しながらも，ほとんど口を出さない父親などに対して「どうせ○○と思ってるんだろう」と勘ぐり思い込むなど，こうした関係は Minuchin らが指摘したような家族相互の「絡み合い」といえる関係に近いのかもしれない。そして，事実としてこのような関係も体重が回復し症状がほとんど目立たなくなるに従い改善していった。したがって，とくに母親に対する「両価性感情」は小さい頃からの母親との軋轢のなかで生まれてきたというよりも，AN を発症したことによる心理状態の不安定さに起因することが大きいのではないかと思われた。

自尊感情が低いということについて

AN の患者は自尊感情が低く，これが AN 発症のリスク因子にもなっているとする説である（Fairburn, 1999 など）。確かに筆者の例でも発症して来院されたときは，抑うつ性が目立ち，自分に対して自信がもてない様子で，「自己評価が低い」とみられる例は目立った。ただ，発症前はというと，「自

己評価」の高い低いの具体的な基準が問題にはなるが，頑張り屋で負けず嫌い，学校の成績も上位で，周囲からはしっかりしている子と評される患児が多く，それなりに自信をもってやっていた様子で，少なくとも自尊感情が低かったと思われた子は少なかった。また発症後にみられた自信のなさは，体重の回復に伴い抑うつ性が減弱していくにつれ，改善していく傾向がみられた。そして回復後は，外見的にも明るく穏やかな表情が目立つようになり，家族も［やっと元の明るい子に戻ってきた］と笑みを浮かべるような例は少なくなかった。したがって，少なくとも発症後の「自尊感情の低さ」は，やはり飢餓状態などが関与した抑うつ的心性に加え，摂食行動がコントロールできないとか以前のように集中して取り組むことができないといったようなことなどからの自信喪失状態が関係しているように思われた。発症前から自尊感情が低くそれが発症につながるという例はあるのかもしれないが，少なくとも筆者の症例からは自尊感情が「低い」から摂食障害になるというよりは，摂食障害になって心理状態が悪化するから自尊感情が低くなるのではないかと思われた。

*

　したがって，従来から指摘されてきた主な精神的病理は，少なくとも筆者の症例にはあまり当てはまらなかった，と言うより無理に当てはめようとすると事実から乖離してしまう感がぬぐえなかった。指摘されてきたような精神病理などは，原因というよりは発症に伴う結果，すなわち AN という病が作り出したものと考えるほうが筆者にとっては自然であった。

7　従来指摘されてきた精神病理をどうみるか　　139

8

エビデンス的事項のまとめ

　最後に，AN（DSM-IV）を中心としたこどもの摂食障害について，エビデンス的事項をまとめておく。これは，筆者が経験したすべての症例にほぼ共通していた事項である。

AN について

　①発症の契機は，痩せ願望を動機とした強迫的なダイエット行動で，ほとんどの例で減量運動も加わっていた。このダイエット行動は，発症時付近にかなりの心理的ストレスがうかがえた例でもみられた。

　②発症前の性格，すなわち発症に関与する性格は，頑張り屋で几帳面，完璧主義的と評される強迫的傾向であった。

　③そして発症の経過である。まず，痩せ願望を動機としてダイエット行動が開始され，性格傾向も関与して強迫的に継続されていく。次第に体重の減少に伴い，強迫的心性が高まり，「もし，太ってしまったら」という「肥満恐怖」が顕現し，その恐怖で食べられなくなっていく。また，肥満恐怖の顕現

140　第Ⅱ部　神経性無食欲症(AN)の臨床的事実を踏まえて

に加え，痩身追求でこだわった対象の認知的歪み（例：痩せ具合や摂食量がつかめなくなる）が出現し痩身追求の手がかりが「確からしさ」をもってつかめなくなることも関与して，追求行動は恐怖回避的にエスカレートしていく。そして，次第に「反射」性を帯びだし，「カロリー計算もつらくてやめたいけどやめられない，どうしてもやってしまう」というように，追求行動は意思でコントロールすることが困難になってしまう，という経過であった。身体的にみると，明らかに自己誘発飢餓である。

④男子例も，発現する徴候や，発症契機，発症経過，発症前の性格傾向など，女子例と何ら変わりはなく，無月経が該当しないだけだった。

⑤ダイエット行動による低栄養状態は，心身の機能にさまざまな弊害をもたらす。とりわけ目立ったのは，成長が抑制されることだった。しかし早期に標準体重に回復させれば改善する例が少なくなかった。

⑥経過中に「せわしさ」（過活動）がみられる例もあるが，これも体重の回復で改善していった。

⑦体重がわずかでも増え出すと，強迫的心性はいくぶん和らぎ，聞く耳をもつようになる様子がみられた。

⑧体重を回復させていけば，肥満恐怖を始めとした心理的・

8　エビデンス的事項のまとめ　　141

身体的症状は，改善していく。

⑨その改善していく様相である。肥満恐怖に曝されながら
も，何とか少しでも食べて体重がわずかに増えると，恐怖感
は増える前ほどではなくなり，増えた体重に慣れだす。そし
て恐怖感がいくらか和らげば，その分食べられるようになり，
また体重増につながるというように，心理状態と身体状態は
相互に影響しあってスパイラル的に改善していく傾向がみら
れた。

⑩減った体重が増えない限り，改善にはつながらない。

⑪本人が回復しだすと家族関係も改善する例が少なくな
かった。

⑫アプローチの基本は，患児や家族と信頼関係を築きなが
ら，体重を回復させることにあるといえる。

⑬体重を回復させるには，肥満恐怖に対する曝露，すなわ
ちエクスポージャー的アプローチ（恐怖に立ち向かい少しず
つ慣れていく）が有効といえる。具体的には，体重回復に向
け，認知の修正を試みながら，家庭において半強制的定量摂
食で少しずつ体重を増やす方法が効果的であった。

⑭認知の修正には，患児や家族との最初のかかわりが肝心
で，痩せ願望には共感的に応じ，AN 罹患で被るさまざまな

弊害を視覚的に情報化して，見せることが効果的であった。

⑮体重の回復過程で過食行動が出ることがある。これは肥満恐怖の再燃につながり，過食症発症に対してハイリスクとみられる現象であるが，治療開始時以上に手厚くサポートし，定量摂食により体重をさらに回復させることで治まっていく。

⑯体重は増減を繰り返しながら増えていく。

AN 以外の拒食症について

①発症の契機は不安回避を目的とした意図的不食行動であった。

②発症前の性格傾向も強迫的で，AN と同様であった。

③発症の様相については次の通りであった。食行動に関連した不安（例えば，嘔吐することへの不安）を経験すると，この不安を回避することを目的に食べることを避けるようになる。強迫的に避け続けるに従い体重は次第に減少，不食の動機となった不安が恐怖（例えば，嘔吐恐怖）と化し，その恐怖で食べられなくなるという経過で，基本的に AN と同様だった。

④また，強迫的な不食行動は，恐怖回避的にエスカレート

し，次第に「反射性」を帯び出すという点でも，AN と同様
であった。

　⑤そして体重の回復に伴い症状が改善していくことでも，
AN と同様であった。

　⑥治療的アプローチは，基本的に AN と同様であった。

あとがき

　筆者と摂食障害，とりわけ AN については不思議と縁があった。筆者が AN について最初に学んだのは，もう 40 年以上前で，当時の国立水戸病院神経科で行われていた臨床心理学ゼミの場であった。精神科医で神経科医長をされていた（故）本沢実先生が主催されていた。本沢先生は寡黙な方だったが人の心理状態を見抜くことでは鋭いものがあった。そしてことあるごとに従来の学説も大事だが事実としての精神現象をよく見た方がよいとおっしゃってくれていた。今で言うエビデンスを求めるスタンスであったと思う。大いに感化された。その後，筆者の最初の勤務先となった茨城県立中央病院では（故）澤田俊一郎先生が小児科医長をされておられた。先生はこどもの病気では心理面をとくに重視され小児科外来に心理カウンセリング室やプレイルーム，マジックミラーが設備された心理外来を併設，筆者が担当させていただいた。先生は AN についても当時の現代小児科学大系のなかの小児栄養総論で執筆されており，そのせいか他院から紹介されてくる患児は多く，筆者にとって貴重な勉強の場となっていた。先生は，その後茨城県の中核的小児医療機関となる茨城県立こども病院の設立に尽力され初代病院長になられた。筆者もその後茨城県メディカルセンター勤務を経てこども病院勤務となり，再び澤田先生の元で臨床心理外来を担当させて

145

いただくことになった。当時こども病院には医務局長でのち
に副院長になられた（故）平野岳毅先生がおられた。平野先
生も小児医療は心身両面からのアプローチが不可欠との立場
で，AN については内分泌学の観点から関心を持っておられ，
筆者としては大変心強かった。このようにかつてお世話に
なった先生方とはどこかで AN とつながっていて，今でも
不思議に思えてならない。

　また，やはりこども病院長を長年務められた土田昌宏先生，
さらに筆者がこども病院退職後に勤めさせていただいた日立
総合病院副院長の菊地正広先生，同じく茨城県立こころの医
療センターで当時病院長をされていた土井永史先生をはじ
め，多くの先生方から摂食障害とかかわる機会を与えていた
だいた。臨床心理士としてはこの上なく恵まれた環境で仕事
をさせていただいたと思う。心から深謝申し上げます。

参考・引用文献

American Psychiatric Association. (1980) : Diagnostic and statistical manual of mental disorders, third edition. Washington D.C., American Psychiatric Association.

American Psychiatric Association. (1987) : Diagnostic and statistical manual of mental disorders, third edition-revised. Washington D.C., American Psychiatric Association.

American Psychiatric Association. (1994) : Diagnostic and statistical manual of mental disorders, fourth edition. Washington D.C., American Psychiatric Association.

American Psychiatric Association (2000) : Practice guideline for the treatment of patients with eating disorders, second edition. Washington D.C., American Psychiatric Association.

American Psychiatric Association (2013) : Diagnostic and statistical manual of mental disorders, fifth edition (pp.338-345). Washington D.C., American Psychiatric Association.

Anderluh, M. B., Tchanturia, K., Rabe-Hesketh, S., et al. (2003) : Childhood obsessive-compulsive personality traits in adult women with eating disorders: defining a broader eating disorder phenotype. The American Journal of Psychiatry, 160, 242-247.

馬場謙一 (1984)：Anorexia nervosa 概念の検討．児童青年精神医学とその近接領域，26，86-92.

馬場謙一 (1986)：思春期拒食症（神経性無食欲症）とはどんな病気か．馬場謙一編，現代のエスプリ，思春期の拒食症と過食症 (pp.29-35)．至文堂，東京．

馬場謙一 (1986)：神経性食思不振症の精神症状．馬場謙一編，現代のエスプリ，思春期の拒食症と過食症 (pp.53-68)．至文堂，東京．

馬場謙一 (1993)：文化と女性の容姿．こころの科学，52，41-47.

Becker, A. E., Grinspoon, S. K., Klibanski, A. et al. (1999) : Eating disorders. New England Journal of Medicine, 340, 1092-1098.

Bergh, C., & Södersten, P. (1996) : Anorexia nervosa, self-starvation and the reward of stress. Nature Medicine, 2, 21-22.

Beumont, P. J. V., Russell, J. D., & Touyz, S. W. (1993) : Treatment of anorexia nervosa. Lancet, 341, 1635-1640.

Beumont, P. J. V., & Touyz, S. W.（1987）: Anorexia and bulimia nervosa: A personal perspective. In Beumont, P. J. V., Burrows, G. D., Casper, R. C.（ed.）: Handbook of eating disorders, Part 1: Anorexia and bulimia nervosa（pp.1-11）. Amsterdam, Elsevier Science Publishers B. V.

Bruch, H.（1978）: The Golden Cage: The Enigma of anorexia nervosa. Cambridge, Harverd University Press.（岡部祥平，溝口純二訳（1979）：ゴールデンケージ；思春期やせ症の謎. 星和書店，東京 .）

Casper, R. C.（1990）: Personality features of women with good outcome from restricting anorexia nervosa. Psychosomatic Medicine, 52, 156-170.

Davis, C. & Kaptein, S.（2006）: Anorexia nervosa with excessive exercise: A phenotype with close links to obsessive-compulsive disorder. Psychiatry Research, 142, 209-217.

Davis, C., Katzman, D. K., Kaptein, S., et al.（1997）: The prevalence of high-level exercise in the eating disorders: etiological implications. Comprehensive Psychiatry, 38, 321-326.

傳田健三，角南智子，井上誠士郎他（2002）：若年発症の摂食障害に関する臨床的研究. 児童青年精神医学とその近接領域，43, 30-56.

傳田健三（2003）：摂食障害の病像の変化. こころの科学，112, 15-21.

Fahy, T. A., Osacar, A., & Marks, I.（1993）: History of eating disorders in female patients with obsessive-compulsive disorder. International Journal of Eating Disorders, 14, 439-443.

Fairburn, C. G., & Harrison, P. J.（2003）: Eating disorders. Lancet, 361, 407-416.

Fairburn, C. G., Cooper, Z., Doll, H. A., et al.（1999）: Risk factors for anorexia nervosa: three integrated case-control comparisons. Archives of General Psychiatry, 56, 468-476.

Forsberg, S., & Lock, J.（2006）: The relationship between perfectionism, eating disorders and athletes: a review. Minerva Pediatrica, 58, 525-536.

藤本淳三,清水将之,北村陽英(1976)：男子における思春期やせ症の2例. 精神神経学雑誌, 78, 629-641.

Garner, D. M.（1993）: Pathogenesis of anorexia nervosa. Lancet, 341, 1631-1635.

Garner, D. M, Vitousek, K. M., & Pike, K. M.（1997）: Cognitive-behavioral therapy for anorexia nervosa. In Garner, D. M., & Garfinkel, P. E.（ed.）: Handbook of treatment for eating disorders（pp.94-144）. New York, Guilford Press.

Garner, D. M.（1997）: Psychoeducational principles in treatment. In Garner, D. M., & Garfinkel, P. E.（ed.）: Handbook of Treatment for Eating Disorders.（pp.145-177）. New York, The Guilford Press.

Gull, W. W.（1874）: Apepsia hysterica: anorexia nervosa. Transactions of the Clinical Society of London, 7, 22-28.（清水將之訳（1992）: 神経性無食欲症について. 児童青年精神医学とその近接領域, 33, 247-250.）

Halmi, K. A.（1995）: Current Concepts and Definitions. In Szmukler, G., Dare, C., & Treasure.（ed.）: Handbook of Eating disorders: Theory, treatment and research.（pp.29-42）. Chichester, John Wiley & Sons.

Halmi, K. A., Tozzi, F., Thornton, L. M., et al.（2005）: The relation among perfectionism, obsessive-compulsive personality disorder and obsessive-compulsive disorder in individuals with eating disorders. International journal of eating disorders, 38, 371-374.

花澤 寿（2000）: Anorexia nervosa の回復過程にみられる「多食傾向」について. 精神医学, 42, 63-70.

Hirano, T., Inanuma, K., & Izumi, I.（1996）: Extent of growth suppression in anorexia nervosa. Clinical Pediatric Endocrinology, 5（Suppl 7）, 71-73.

Holtkamp, K., Hebebrand, J., & Herpertz-Dahlmann, B.（2004）: The contribution of anxiety and food restriction on physical activity levels in acute anorexia nervosa. The International journal of eating disorders, 36, 163-171.

生田憲正（1995）: 摂食障害の発症要因. 精神科治療学, 10, 395-401.

Inanuma, K.（2003）: Development of anorexia nervosa symptoms. Japanese Journal of Child and Adolescent Psychiatry. 44（Supplement）, 1-18.

稲沼邦夫（1994）: Anorexia Nervosa にみられた強迫的心性に関する一考察. 児童青年精神医学とその近接領域, 35, 465-476.

稲沼邦夫, 平野岳毅, 土田昌宏他（1997）: Anorexia nervosa 小児例の発症要因の検討 不食の契機と性格傾向. 茨城県臨床医学雑誌, 33, pp34.

稲沼邦夫, 平野岳毅, 土田昌宏他（1998）: こどもの摂食障害における不食の契機について 茨城県立こども病院における 48 例の検討から. 茨城県立病院医学雑誌, 16, 87-93.

稲沼邦夫（1999a）: Anorexia Nervosa の徴候発現に関する一考察. 児童青年精神医学とその近接領域, 40, 252-266.

稲沼邦夫（1999b）: Anorexia Nervosa の不食の契機. 児童青年精神医学とその近接領域, 40, 50-51.

稲沼邦夫（2000a）：Anorexia Nervosa の体重回復時付近の状態像．児童青年精神医学とその近接領域，41，138-139.

稲沼邦夫（2000b）：痩せ願望以外を契機とした摂食障害の発症機制に関する検討．日本児童青年精神医学会 41 回総会抄録集，pp147.

稲沼邦夫（2002a）：Anorexia Nervosa の体重回復に伴う心理的徴候の変化．児童青年精神医学とその近接領域，43，245-259.

稲沼邦夫（2002b）：摂食障害の発症機序に関する検討．日本児童青年精神医学会 43 回総会抄録集，pp156.

稲沼邦夫（2004a）：Anorexia Nervosa；DSM-Ⅳ例と古典例の比較検討（1） 発症に先立つ不食行動の観点から．日本児童青年精神医学会 45 回総会抄録集，pp225.

稲沼邦夫（2004b）：Anorexia Nervosa；DSM-Ⅳ例と古典例の比較検討（2） 徴候と発症経過の観点から．日本児童青年精神医学会 45 回総会抄録集，pp226.

稲沼邦夫，塩野淳子，吉松昌司他（2004c）：Anorexia Nervosa の治療的アプローチ─認知療法を中心とした 25 例の検討─．茨城県立病院医学雑誌，22，159-167.

稲沼邦夫（2006）：Anorexia Nervosa：体重回復過程でみられた過食衝動に関する検討．日本児童青年精神医学会 47 回総会抄録集，pp141.

稲沼邦夫，小笠原敦子，塩野淳子他（2007）：Anorexia Nervosa；痩せ願望によりダイエットを始めたときの肥満度について．第 85 回日本小児科学会茨城地方会抄録集．

稲沼邦夫（2008）：Anorexia Nervosa の過活動に関する検討．日本児童青年精神医学会第 49 回総会抄録集，pp324.

稲沼邦夫（2009a）：Anorexia Nervosa；中核的発症メカニズムに関する一考察─現代のDSM-Ⅳ診断基準にもとづく症例と古典的症例記述の比較検討から─．児童青年精神医学とその近接領域，50，28-40.

稲沼邦夫，本山景一，塩野淳子他（2009b）：Anorexia Nervosa；男子例の検討．第 93 回日本小児科学会茨城地方会抄録集．

稲沼邦夫（2012）：Anorexia Nervosa：成長抑制に関する検討，成長曲線から．日本児童青年精神医学会第 53 回総会抄録集，pp342.

稲沼邦夫（2013）：Anorexia Nervosa：体重回復過程でみられた過食行動に関する一考察．児童青年精神医学とその近接領域，54，1-13.

稲沼邦夫（2014）：Anorexia Nervosa：体重回復過程における肥満恐怖の変化─認知の修正と半強制的定量摂食によるアプローチから─．児童青年精神医学とその近接領域，55，486-499.

稲沼邦夫（2016）：こどもの摂食障害：茨城県立こども病院におけるアプローチ，第 56 回日本児童青年精神医学会 シンポジウム 5「小児の摂食障害入院治療における課

題と取り組みについて」．児童青年精神医学とその近接領域，57，594-599.

石川清，岩圧由子，平野源一（1960）：Anorexia Nervosa の症状と成因について．精神神経学雑誌，62，1203-1221.

加賀乙彦（1987）：スケーターワルツ．筑摩書房，東京．

梶山 進（1959）：Anorexia Nervosa の臨床精神医学的研究．精神神経学雑誌，61，2256-2272.

金城東和，鎌形英一郎，菊次佐千代他（2002）：摂食障害の心理・社会的要因．精神医学，44，97-103.

笠原敏彦（1993）：摂食障害の臨床症状．こころの科学，52，53-57.

笠原 嘉，本城秀次（1985）：Anorexia Nervosa の心理的側面．児童青年精神医学とその近接領域，26，163-182.

Kaye, W. H., Weltzin, T. E., Hsu, L. K. G., et al. (1991) : An open trial of fluoxetine in patients with anorexia nervosa. Journal of Clinical Psychiatry 52, 464-471.

Kaye, W. H., Weltzin, T., Hsu, L. K. G. (1993) : Anorexia nervosa. In Hollander, E. (ed) : Obsessive-Compulsive Related Disorders (pp.49-70). Washington D.C, American Psychiatric Press.

Kennedy, S. H., & Garfinkel, P. E. (1992) : Advances in diagnosis and treatment of anorexia nervosa and bulimia nervosa. Canadian Journal of Psychiatry, 37, 309-315.

切池信夫，金子浩二，池永佳司他（1998）：若年発症の摂食障害患者の検討．精神医学，40，389-394.

古池雄治，藤塚 聡，宮川芳宏他（1998）：思春期前期までに発症した神経性食欲不振症における身長発育障害の検討．防衛医科大学校雑誌，23，263-268.

巷野悟郎，太田百合子，羽崎泰男他（1995）：こどものスリム大作戦。法研，東京．

Lasègue, C. (1873) : De l'anorexie hystérique. Archives Générales de Médicine, 21, 385-403.（本城秀次，児玉真季，柴田昌子訳（1992）：ヒステリー性無食欲症について．児童青年精神医学とその近接領域，33，236-246.）

Lucas, A. R. (1981) : Toward the understanding of anorexia nervosa as a disease entity. Mayo Clinic proceedings, 56, 254-264.

牧野有可里（2006）：社会病理としての摂食障害―若者を取り巻く痩せ志向文化―（pp.14-38）．風間書房，東京．

松本英夫，齋藤 巨，白井博美他（1999）：12 歳以下で発症した Anorexia Nervosa に関する臨床的研究．児童青年精神医学とその近接領域，40，460-468.

松本侑子（1988）：巨食症の明けない夜明け．集英社，東京．

松永泰明，平川清人，吉田公輔他（2005）：摂食障害の精神療法―治療経過からみた家

族内 3 世代葛藤─．心療内科，9，276-278．

Minuchin, S., Rosman, B. L., & Baker, L.（増井昌美，金沢吉展，川喜田好恵ほか訳）（1987）：思春期やせ症の家族─心身症の家族療法．星和書店

Morgan, J. F., Lacey, J. H., & Reid, F.（1999）：Anorexia nervosa: changes in sexuality during weight restoration. Psychosomatic Medicine, 61, 541-545.

村上紀子（1993）：ダイエット文化．こころの科学，52，48-52.

Murphy, D. J. Jr., Dickson, T. M., Brunner, R. L., et al.（1985）：Concomitant psychological and cardiac improvement during successful treatment of anorexia nervosa. Journal of Adolescent Health Care, 6, 392-396.

西園マーハ文（2000）：競争社会と摂食障害．精神科治療学，15，1151-1157.

野上芳美（1983）：不食と過食の精神病理．下坂幸三編：食の病理と治療（pp.13-29）．金剛出版，東京．

野上芳美（1993）：摂食障害とは何か．こころの科学，52，16-20.

野間俊一（2010）：摂食障害を引き起こす心理的要因にはどのようなものがあるでしょうか．こころのりんしょう，29，301.

Nussbaum, M., Shenker, I. R., Baird, D., et al.（1985）：Follow-up investigation in patients with anorexia nervosa. Journal of Pediatrics, 106, 835-840.

小栗和雄，藤井勝紀（2006）：BMI の加齢変化と推定体脂肪量の初経発来臨界期．愛知工業大学研究報告．

Pigott, T. A., Altemus, M., Rubenstein, C. S., et al.（1991）：Symptoms of eating disorders in patients with obsessive-compulsive disorder. American Journal of Psychiatry, 148, 1552-1557.

Pryor, T., & Wiederman, M. W.（1998）：Personality features and expressed concerns of adolescents with eating disorders. Adolescence, 33, 291-300.

Rastam, M., Gillberg, I. C., Gillberg, C.（1995）：Anorexia nervosa 6 years after onset: Part Ⅱ.Comorbid psychiatric problems. Comprehensive Psychiatry, 36, 70-76.

Rock, C. L., & Curran-Celentano, J.（1996）：Nutritional management of eating disorders. Psychiatric Clinics of North America, 19, 701-713.

Rothenberg, A.（1986）：Eating disorder as a modern obsessive-compulsive syndrome. Psychiatry, 49, 45-53.

Rothenberg, A.（1988）：Differential diagnosis of anorexia nervosa and depressive illness; a review of 11 studies. Comprehensive Psychiatry, 29, 427-432.

Rothenberg, A.（1990）：Adolescence and eating disorder; the obsessive-compulsive syndrome. Psychiatric Clinics of North America, 13, 469-488.

Rubenstein, C. S., Pigott, T. A., L'Heureux, F., et al（1992）: A preliminary investigation of the lifetime prevalence of anorexia and bulimia nervosa in patients with obsessive compulsive disorder. Journal of Clinical Psychiatry, 53, 309-314.

作田勉（1990）：強迫神経症治療の最近の動向．作田勉編，強迫神経症の治療（pp.11-46）．金剛出版，東京．

Serpell, L., Livingstone, A., Neiderman, M., et al.（2002）: Anorexia nervosa: obsessive-compulsive disorder, obsessive-compulsive personality disorder, or neither? Clinical Psychology Review, 22, 647-669.

下坂幸三（1961）：青春期やせ症（神経性無食欲症）の精神医学的研究．精神神経学雑雑誌，63，1041-1082.

Silva, P. D., & Rachman, S.（1992）:Obsessive compulsive disorder: The facts. New York, Oxford University Press.

Steiner, H., Kwan, W., Shaffer, T. G., et al.（2003）: Risk and protective factors for juvenile eating disorders. European Child & Adolescent Psychiatry, 12 Suppl., 1, 38-46.

Sundgot-Borgen J.（1994）: Risk and trigger factors for the development of eating disorders in female elite athletes. Medicine and Science in Sports and Exercise, 26, 414-419.

鈴木眞理，西園マーハ文，小原千郷（2014）：摂食障害：見る読むクリニック（pp.28-29）．星和書店，東京．

鈴木裕也（2014）：社会的要因からみた摂食障害．心身医学，54，154-158.

舘哲郎（1999）：摂食障害患者の家族環境：摂食障害の発症と経過に関する家族環境因子についての検討．精神神経学雑誌，101，427-445.

高木洲一郎（1988）：摂食障害治療の展望．精神科治療学，3，459-470.

高木洲一郎（1991）：摂食障害の発症誘発因子と準備因子の検討．臨床精神医学，20，319-327.

高橋三郎，大野　裕，染谷俊幸訳（1995）：精神疾患の診断・統計マニュアル第4版，医学書院，東京．

高橋三郎，大野　裕，染谷俊幸訳（2004）：DSM-IV-TR 精神疾患の診断・統計マニュアル新訂版．医学書院，東京．

高橋三郎，大野　裕監訳（2014）：DSM-5 精神疾患の診断・統計マニュアル．医学書院,東京．

高橋雄一（2003）：15歳以下で発症した摂食障害男子例の検討．横浜医学，54，139-151.

Thiel, A., Broocks, A., Ohlmeier, M., et al.（1995）: Obsessive-compulsive disorder among patients with anorexia nervosa and bulimia nervosa. American Journal of

Psychiatry, 152, 72-75.

チェリー・ブーン・オニール（長崎紘二訳）（1984）：拒食症を克服した私．河出書房新社，東京．

外ノ池隆史，永井幸代（2005）：治療に激しく抵抗した 9 歳発症の拒食症 2 例．精神医学，47，39-45.

Walsh, B. T., & Devlin, M. J.（1998）: Eating disorders: Progress and problems. Science, 280, 1387-1390.

Watkins, B., & Lask, B.（2002）: Eating disorders in school-aged children. Child and Adolescent Psychiatric Clinics of North America, 11, 185-199.

World Health Organization（1992）: The ICD-10 Classification of Mental and Behavioral Disorders: Clinical descriptions and diagnostic guidelines. Geneva, World Health Organization.

山岡昌之（2010）：摂食障害をめぐる諸問題．こころのりんしょう，29，361-366.

山下達久（2012）：摂食障害における対人関係．精神科治療学，27，1345-1349.

安岡誉（1985）：神経性無食欲症の病前性格と治癒像．児童青年精神医学とその近接領域，26，111-115.

Zamboni, R., Larach, V., Poblete, M., et al.（1993）: Dorsomedial thalamotomy as a treatment for terminal anorexia: A report of two cases. Acta Neurochirurgica-Supplementum, 58, 34-35.

[著者略歴]
稲沼 邦夫 | いなぬま・くにお

1949年生まれ。茨城大学教育学部卒業。同大学教育専攻科（教育心理学専攻）修了。茨城県立こども病院臨床心理科ほかを経て，現在，茨城県教育研修センター教育相談課三の丸分室勤務（非常勤嘱託）。臨床心理士。

こどもの摂食障害
エビデンスにもとづくアプローチ

2019 年 12 月 20 日　印刷
2019 年 12 月 30 日　発行

著者—————稲沼邦夫

発行者————立石正信
発行所————株式会社金剛出版
　　　　　　　〒112-0005 東京都文京区水道 1-5-16　電話 03-3815-6661
　　　　　　　振替 00120-6-34848

印刷・製本 平文社　　装丁 本間公俊

©2019 Printed in Japan　ISBN 978-4-7724-1737-2　C3011

JCOPY 〈（社）出版者著作権管理機構 委託出版物〉
本書の無断複製は著作権法上での例外を除き禁じられています。複製される場合は、そのつど事前に、出版者著作権管理機構（電話03-5244-5088、FAX 03-5244-5089、e-mail: info@jcopy.or.jp）の許諾を得てください。

摂食障害の最新治療
どのように理解しどのように治療すべきか

［編著］＝鍋田恭孝

●A5判 ●並製 ●224頁 ●定価 **3,200**円＋税
● ISBN978-4-7724-1292-6 C3011

摂食障害治療のエキスパートが，
「治療ガイドライン」にはない現場の血の通ったアプローチを紹介する。
摂食障害治療の新たな定本となる一冊。

アノレクシア・ネルヴォーザ論考

［著］＝下坂幸三

●A5判 ●上製 ●350頁 ●定価 **6,800**円＋税
● ISBN978-4-7724-0968-1 C3011

摂食障害治療の第一人者である著者の記念碑的論文を含む，第一論文集。
長年の経験から生まれた治療の具体的手法を論じる，
待望の "アノレクシア・ネルヴォーザ" 論の決定版！

摂食障害治療のこつ POD版

［著］＝下坂幸三

●A5判 ●並製 ●210頁 ●定価 **4,200**円＋税
● ISBN978-4-7724-9007-8 C3011

著者がおのずと到達した治療の「こつ」を余すところなく披瀝し，
摂食障害に苦しむ本人と家族をともに援助するという視点から書かれた，
実践的な臨床書である。

モーズレイ摂食障害支援マニュアル
当事者と家族をささえるコラボレーション・ケア

［編］＝J・トレジャー ほか　［訳］＝中里道子 友竹正人

●A5判 ●上製 ●380頁 ●定価 **5,400**円＋税
● ISBN978-4-7724-1366-4 C3011

家族と患者の共同治療参加による5ステージの変化を目指す，
CRAFTと動機付け面接を駆使した
英国モーズレイ摂食障害ユニット発・摂食障害治療マニュアル。

拒食症サバイバルガイド
家族，援助者，そしてあなた自身のために

［編］＝J・トレジャー　［訳］＝傅田健三 北川信樹

●A5判 ●並製 ●200頁 ●定価 **3,000**円＋税
● ISBN978-4-7724-0653-6 C3011

摂食障害からサバイバルするために，
本人，家族と専門家が協力して立ち向かっていくための
至極のガイドブック。

過食症サバイバルキット
ひと口ずつ，少しずつよくなろう

［編］＝U・シュミット ほか　［訳］＝友竹正人 中里道子 吉岡美佐緒

●A5判 ●並製 ●188頁 ●定価 **3,200**円＋税
● ISBN978-4-7724-0953-7 C3011

動機づけ面接の技術をベースにして，多くの患者の体験談を挿入し，
認知行動療法によるアプローチについてわかりやすく解説する。
患者とその家族，援助者のためのまたとないガイドブック。

不登校・ひきこもりのための
行動活性化
子どもと若者の"心のエネルギー"がみるみる溜まる認知行動療法

［著］＝神村栄一

●A5判 ●並製 ●192頁 ●定価 **2,800**円＋税
● ISBN978-4-7724-1692-4 C3011

子どもと若者のエネルギーをためる具体的な方法は何か？
行動活性化の概説から実施方法，また実施に際しての注意点を
易しく解説する現場ですぐに使える実践集。

自傷行為治療ガイド 第2版

［著］＝B・W・ウォルシュ ［監訳］＝松本俊彦

●B5判 ●並製 ●376頁 ●定価 **4,200**円＋税
● ISBN978-4-7724-1621-4 C3011

自傷治療の臨床に携わるすべての人々にとって必読の包括的治療ガイド。
第2版では新たに八つの章が追加され大幅に改訂された。
自傷治療の臨床に携わるすべての人々にとって必読の書！

強迫性障害の認知行動療法

［著］＝D・A・クラーク ［監訳］＝原田誠一 浅田仁子

●A5判 ●並製 ●392頁 ●定価 **4,200**円＋税
● ISBN978-4-7724-1739-6 C3011

Aaron T. Beck から手ほどきを受けた著者によって，
科学者であり実践者でもある立場から書かれた，
CBT を臨床に適用させるための画期的な研究と実践の書。

不登校支援の手引き
児童精神科の現場から

［著］＝山崎 透

●A5判 ●上製 ●168頁 ●定価 **2,800**円＋税
● ISBN978-4-7724-1658-0 C3011

筆者の児童精神科臨床の経験から，
子どもや保護者への言葉のかけ方などを具体的に盛り込んだ，
不登校支援の集大成となる一冊。

思春期・青年期
トラブル対応ワークブック

［著］＝小栗正幸 特別支援教育ネット（制作委員会）

●B5判 ●並製 ●200頁 ●定価 **2,400**円＋税
● ISBN978-4-7724-1677-1 C3011

さまざまな理由で配慮が必要な人のトラブルにどう対処したらよいのか。
トラブル対応の実務家である著者より，さまざまなトラブルへの対応を，
紙上ワークショップ形式で学べる1冊。

自尊心を育てるワークブック 第2版
あなたを助けるための簡潔で効果的なプログラム

［著］＝G・R・シラルディ ほか ［監訳］＝高山 巖

●B5判 ●並製 ●240頁 ●定価 **3,200**円＋税
● ISBN978-4-7724-1675-7 C3011

大幅改訂による［第二版］全米で80万部を超えるベストセラー！
健全な「自尊心」を確立するための段階的手順を紹介した
最良の自習書。

CRAFT
ひきこもりの家族支援ワークブック
若者がやる気になるために家族ができること

［著］＝境 泉洋　野中俊介

●A5判　●並製　●200頁　●定価 **2,800**円＋税
● ISBN978-4-7724-1324-4 C3011

若者がやる気になるために家族ができることとは？
認知行動療法の技法を応用した，
ひきこもりの若者支援に有効な治療プログラム。

ひきこもりの心理支援
心理職のための支援・介入ガイドライン

［著］＝一般社団法人 日本臨床心理士会監修　　［編］＝江口昌克

●A5判　●並製　●230頁　●定価 **3,400**円＋税
● ISBN978-4-7724-1595-8 C3011

心理職として「ひきこもり」をどう理解し，
アセスメントし，支援していくか。
援助技術各論を紹介し，課題も含めて詳述する。

子どもの心の問題支援ガイド
教育現場に活かす認知行動療法

［編］＝R・B・メヌッティ ほか　　［監訳］＝石川信一　佐藤正二　武藤 崇

●B5判　●並製　●274頁　●定価 **3,400**円＋税
● ISBN978-4-7724-1630-6 C3011

子どもが学校で示す心の問題，
不安，抑うつ，摂食障害，ADHD，攻撃，いじめについて，
認知行動療法の活用法を具体的に示す。